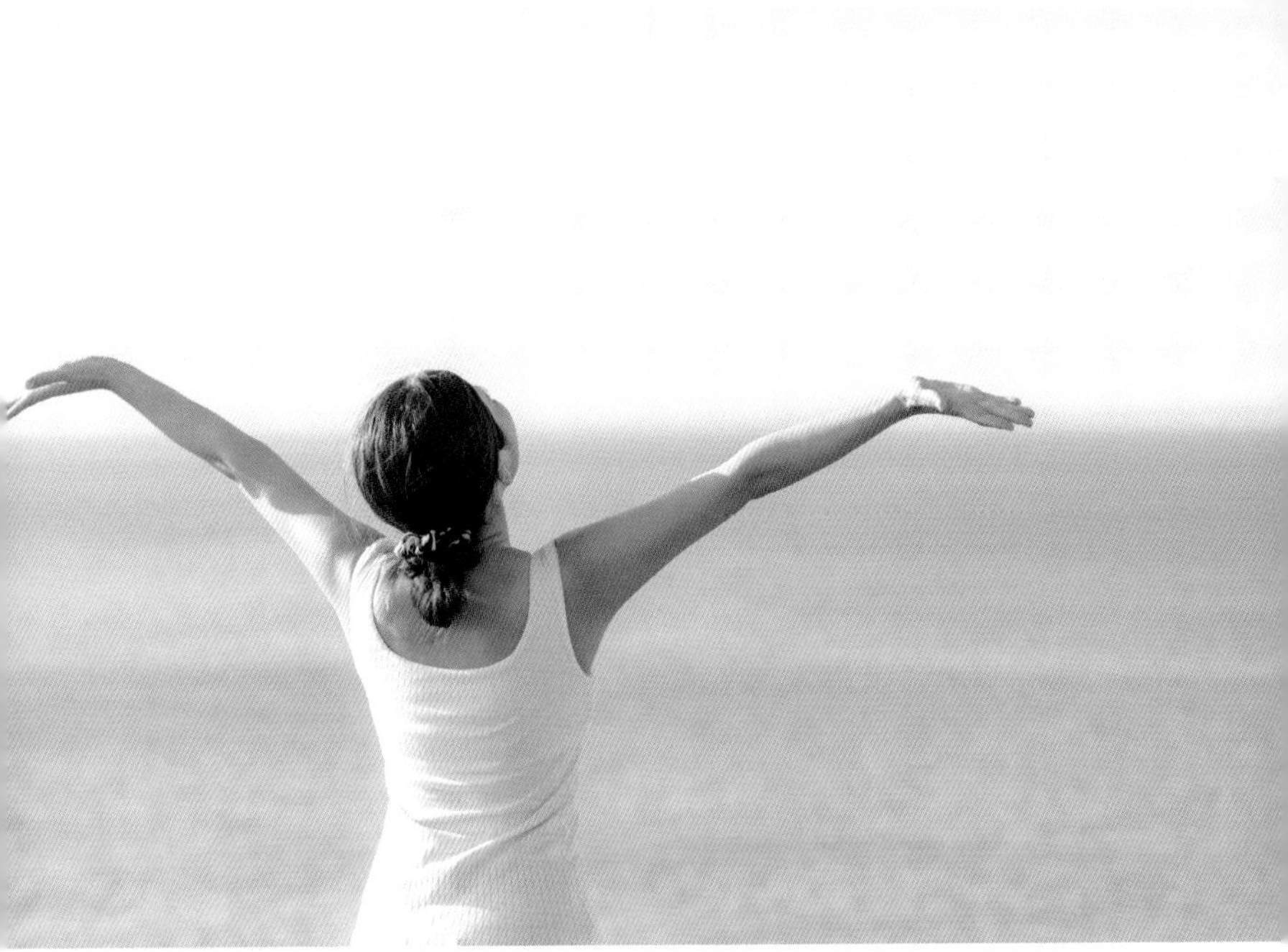

ガンコな
新装版
乾《かん》癬《せん》の本

大連市中医医院名誉教授
温和堂木下クリニック院長·医学博士
木下 勤［監修］

日本乾癬研究所
鉱泉療院院長
福井芳周

乾癬のことがよくわかる
自宅で体質改善ができる
あきらめていた肌がすべすべに
ガンコな乾癬にサヨナラできる

コスモ21

「鉱石イオン療法」でこんなにきれいに!!

実例　乾癬が改善した人々

実例1

①

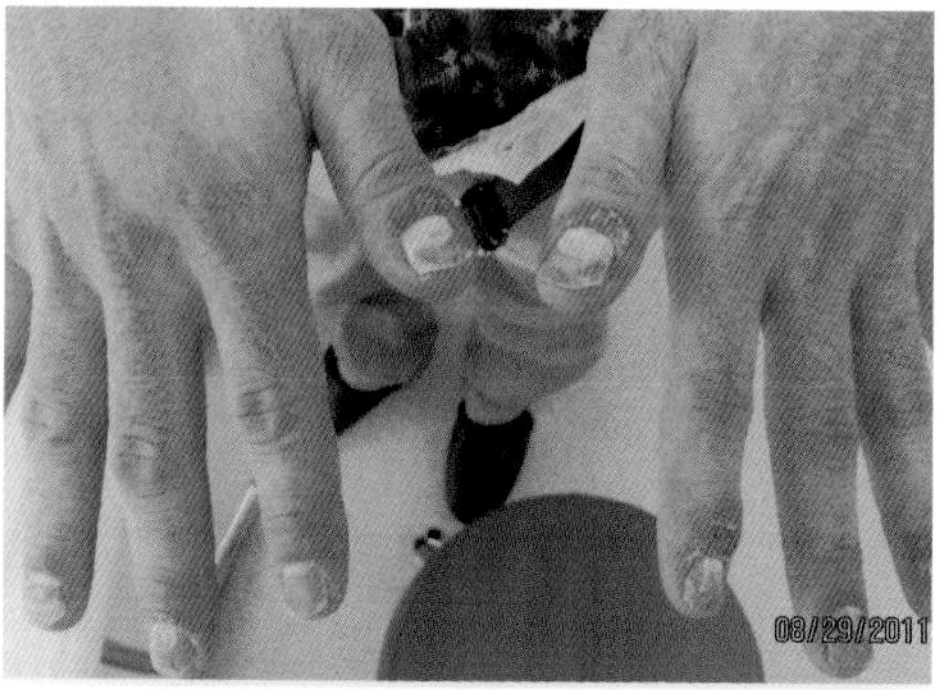

②

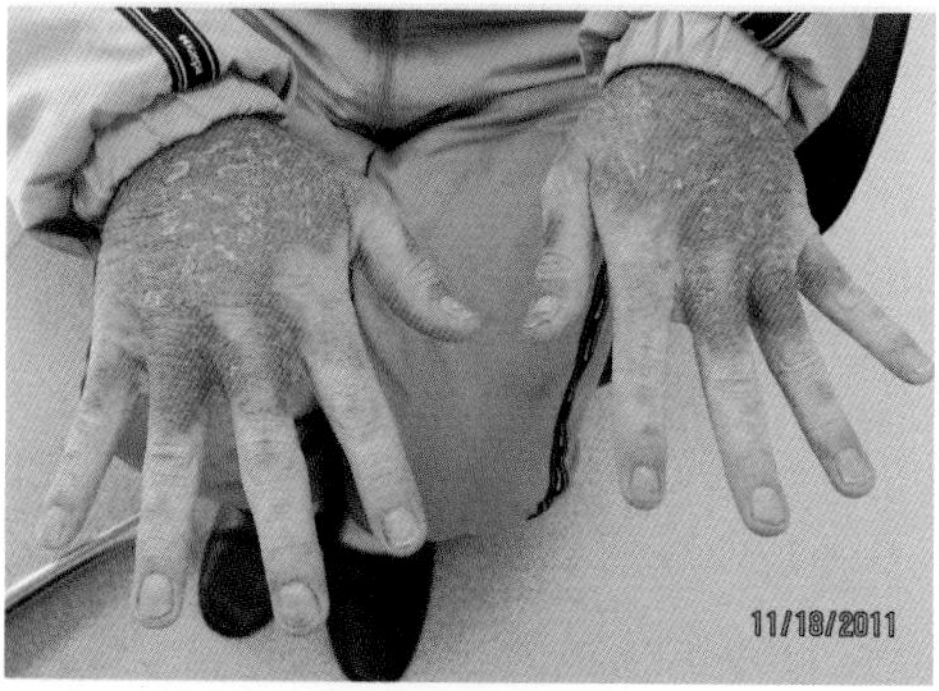

③

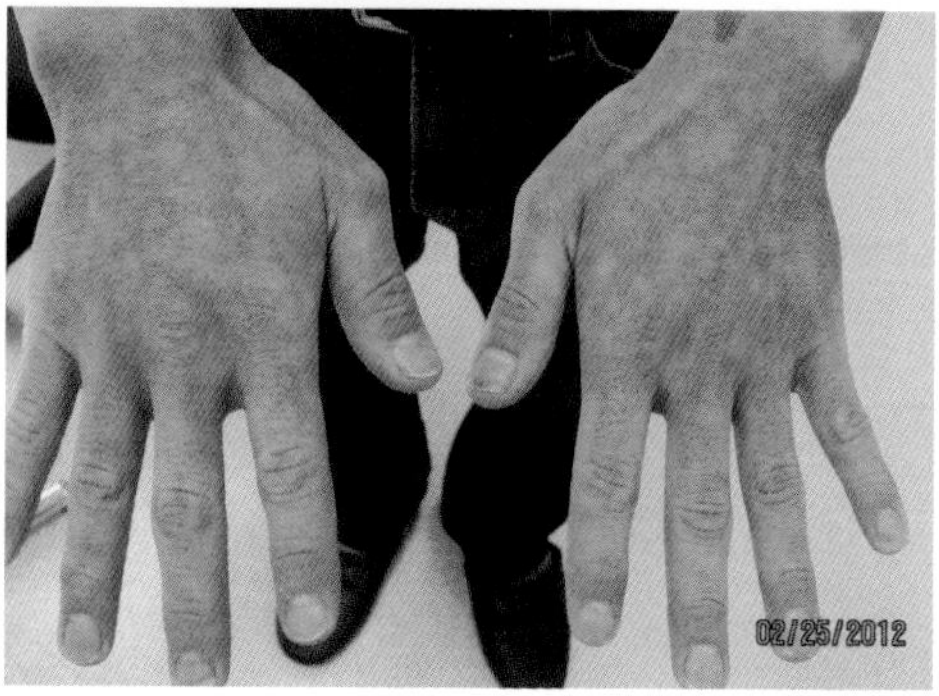

◆本文：92頁

口絵①

M・Fさん　39歳　男性

乾癬歴は3年と短いが、全身だけでなく爪乾癬もあった。6ヶ月で見事に通常の爪に戻ることができた。親からのサポートとともに徹底した自己管理を行ったことも成功の一因。

①

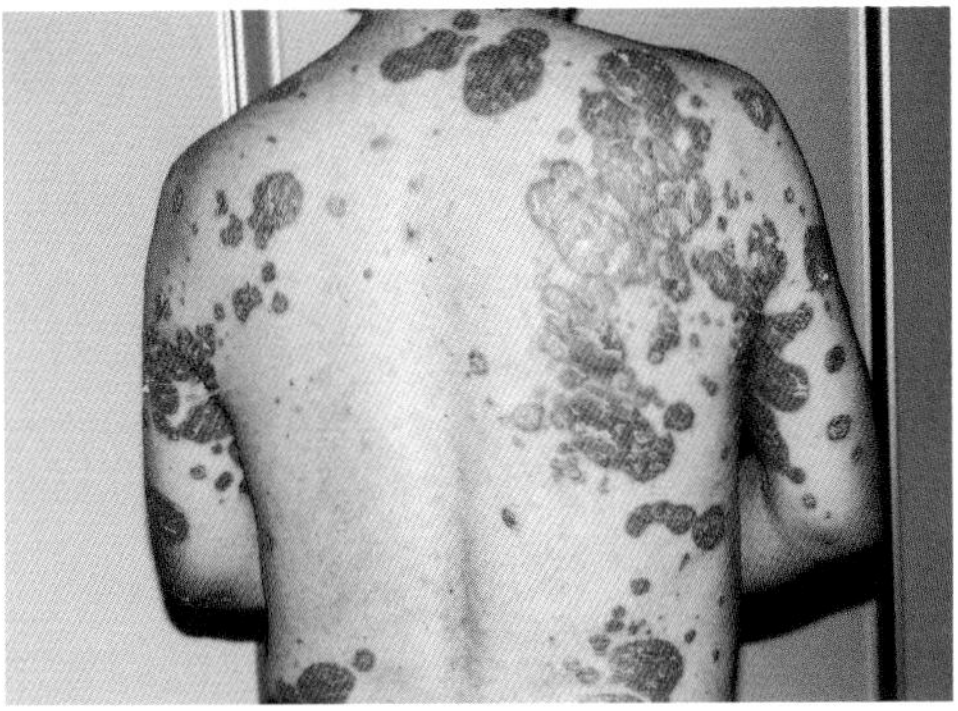

②

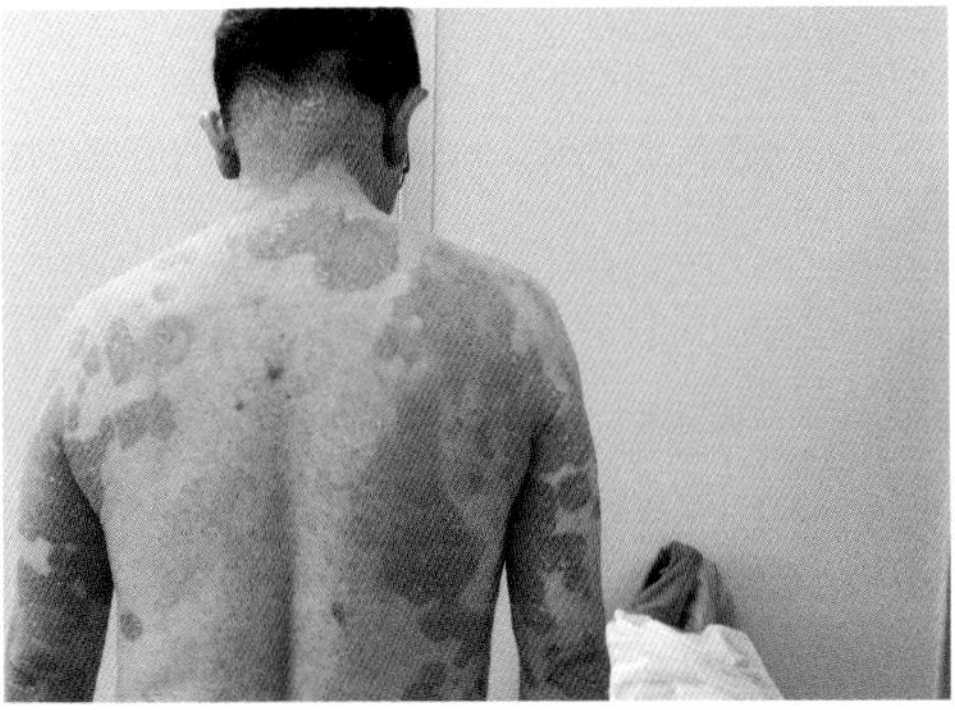

③

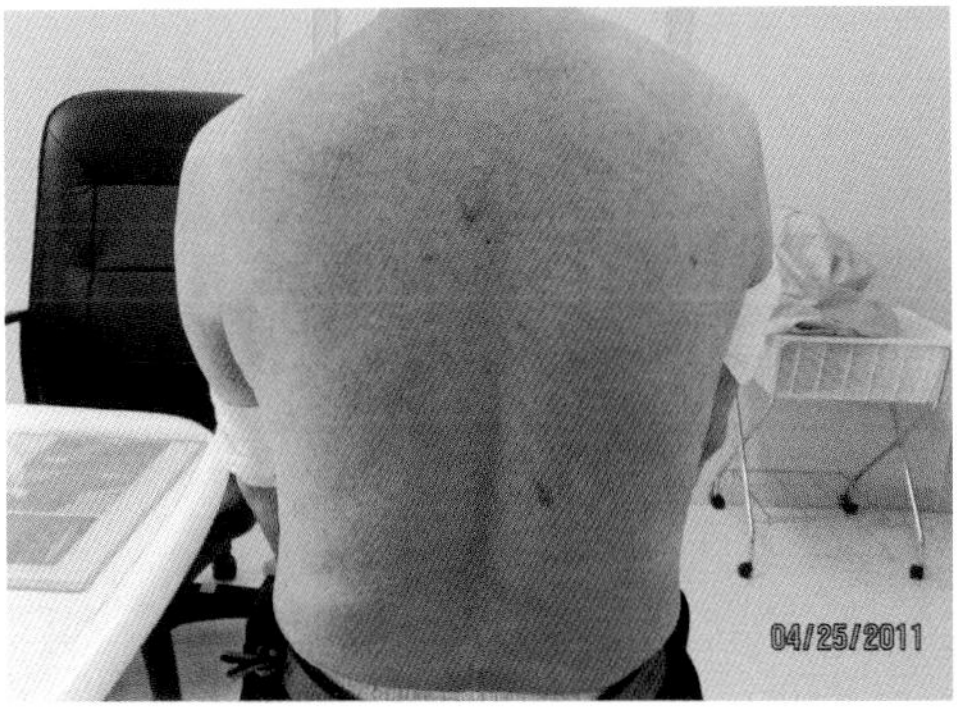

実例2

◆本文：107頁
Ｈ・Ｙさん　72歳・男性

初めは頭部にポツン、背中にポツンとできただけだった湿疹が、あるときから全身にこびりついた湿疹になり、大変苦しい闘病生活でしたが、鉱石イオン療法にたどりつき、昔のすべすべした肌を取り戻すことに成功する。

口絵②

①

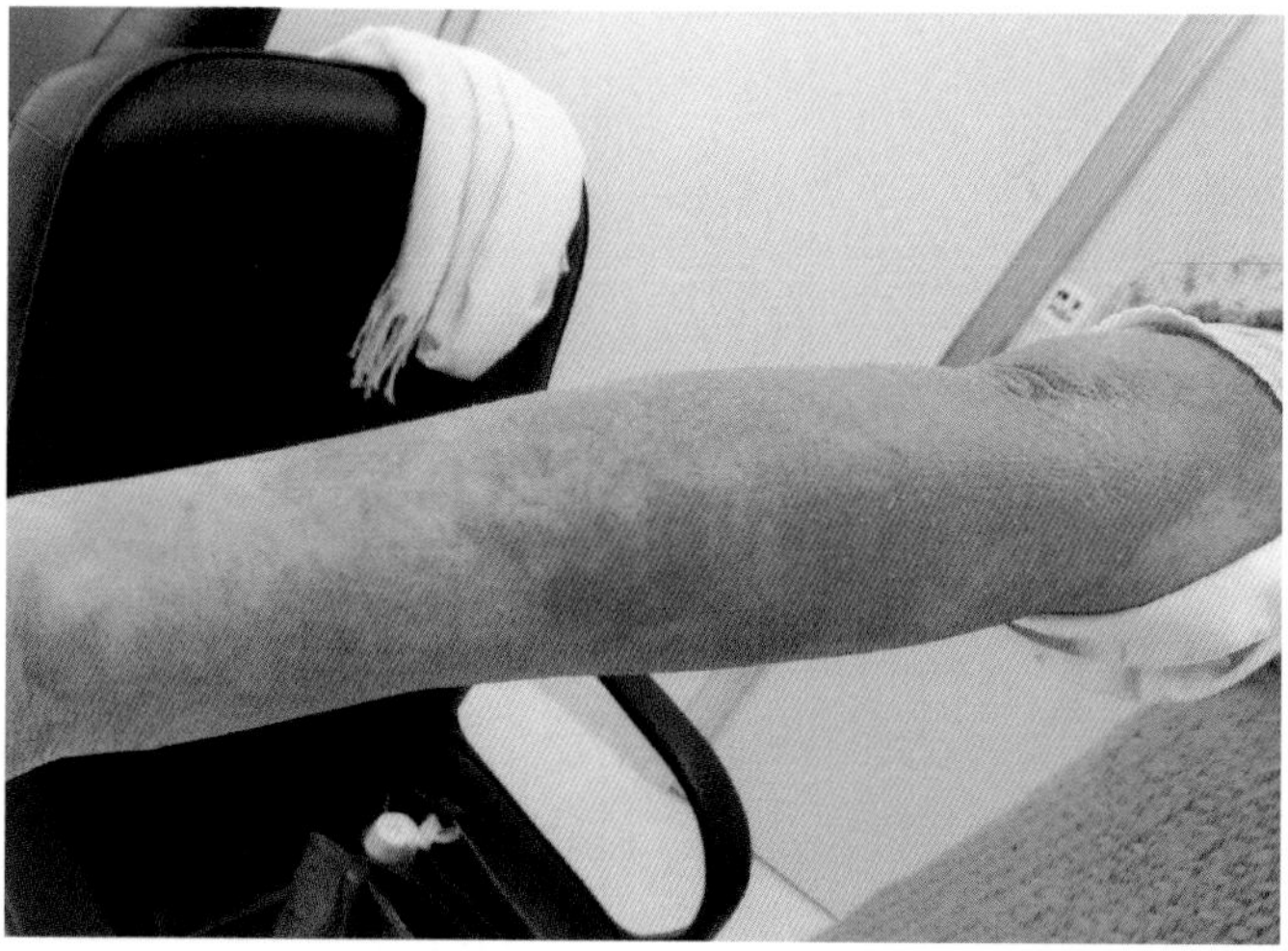

②

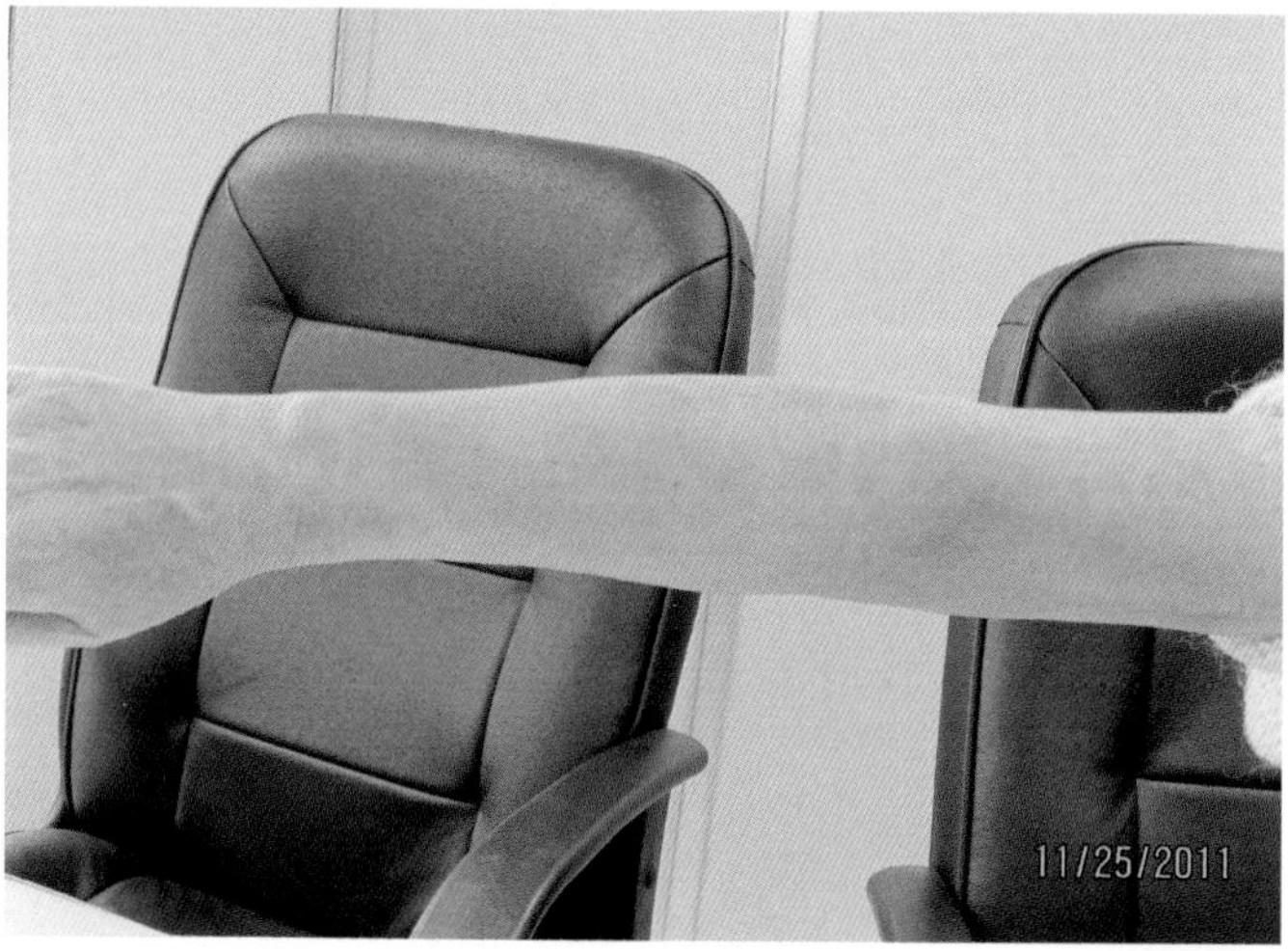

両腕も粉飾状態から見事に通常の肌に戻った。

口絵③

①

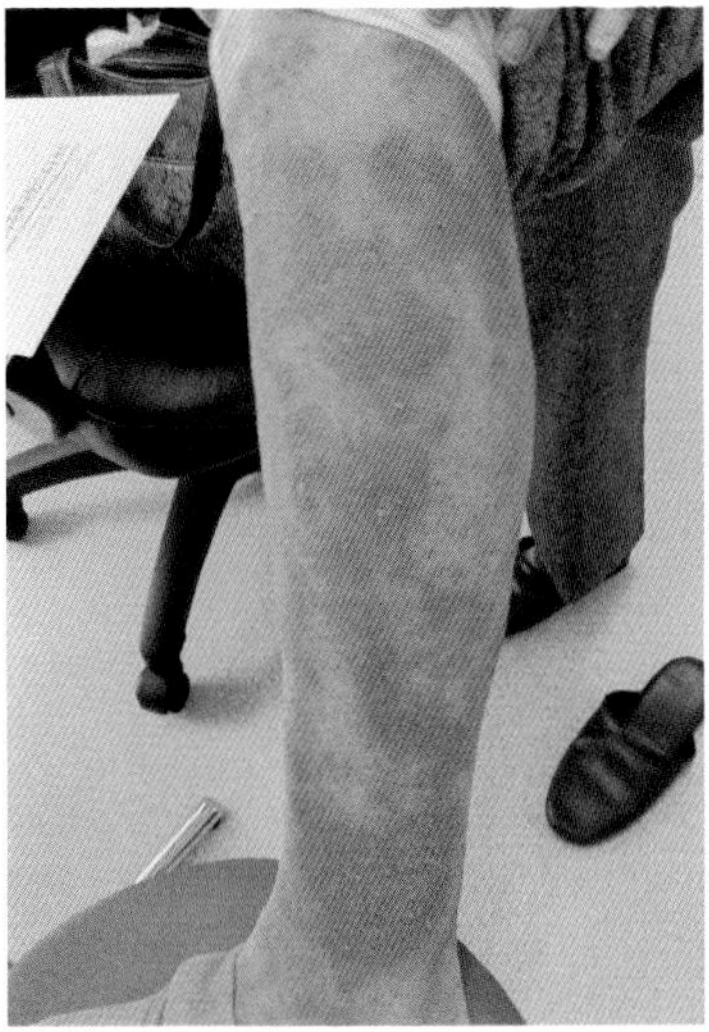

実例3

◆本文：103頁

Ｆ・Ｍさん　67歳　女性

乾癬歴は短いが、飲み薬だけでなく、ステロイドの静脈注射も行うほどの重症だった。離脱は厳しい道のりだったが、鉱石イオン療法とともに、食事、睡眠など自己管理をしっかり行った。母親からの激励に支えられ、見事に元のきれいな肌を取り戻す。

②

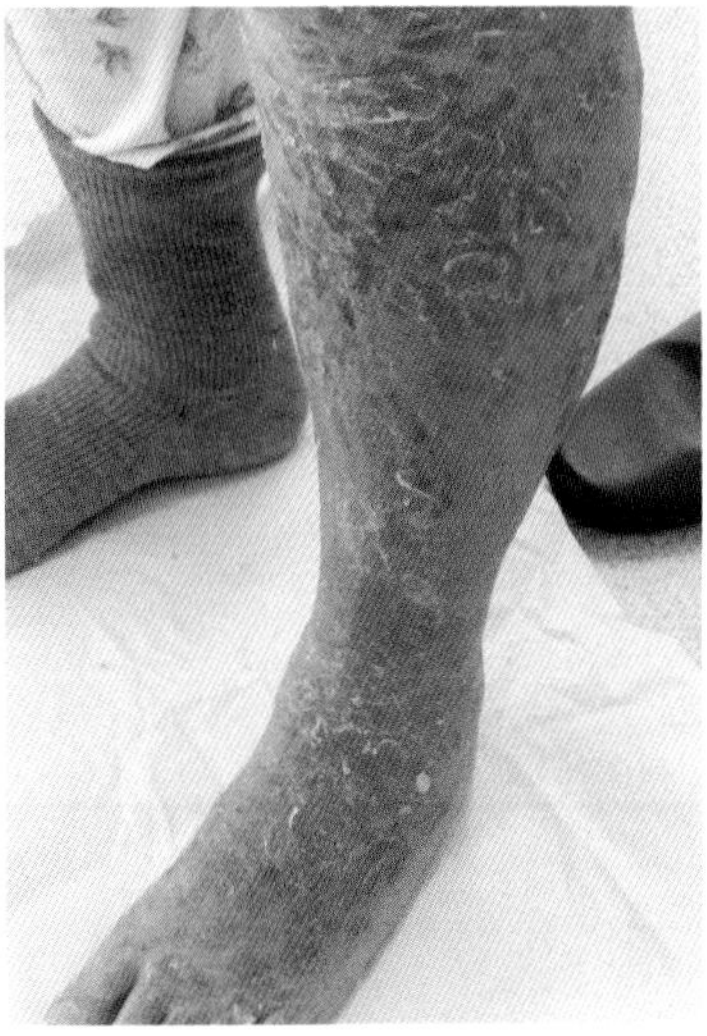

③

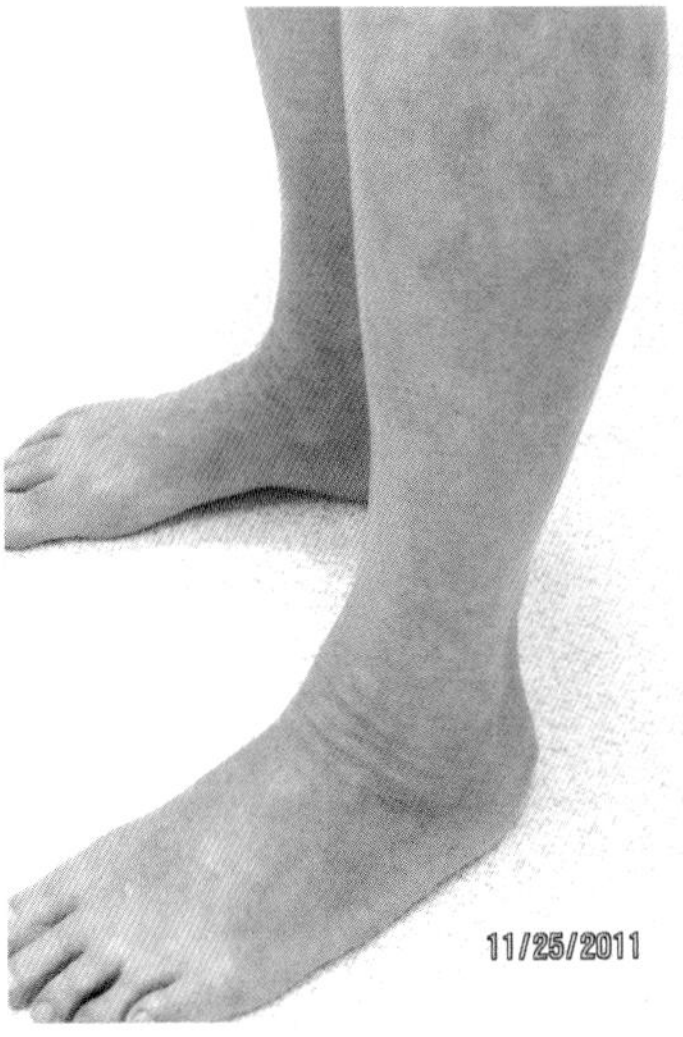

実例4

63歳・男性
乾癬歴15年。鉱石イオン療法により、10ヶ月で回復した。同時に体調もとてもよくなった。

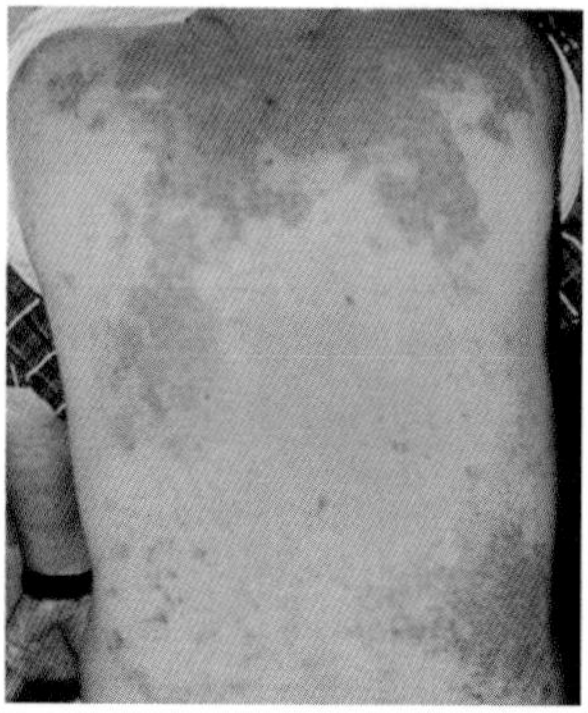

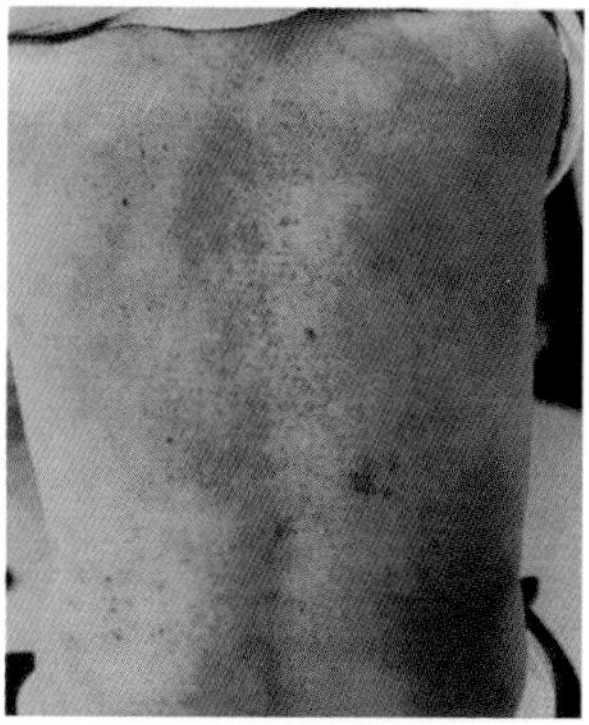

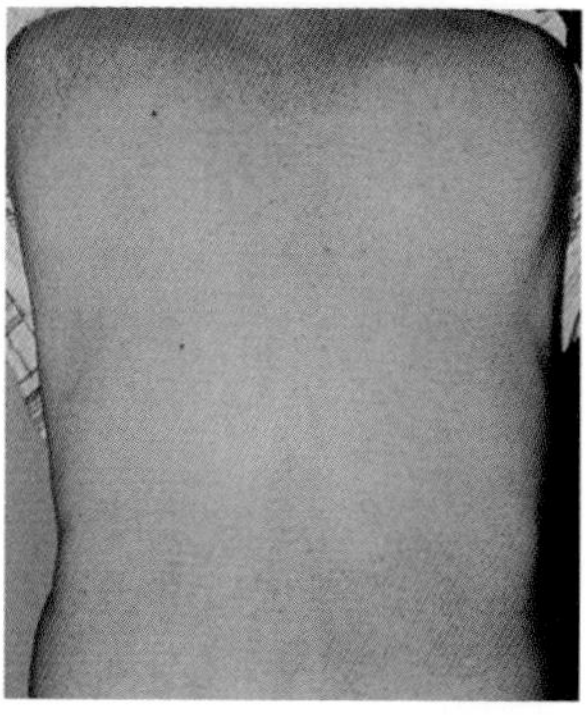

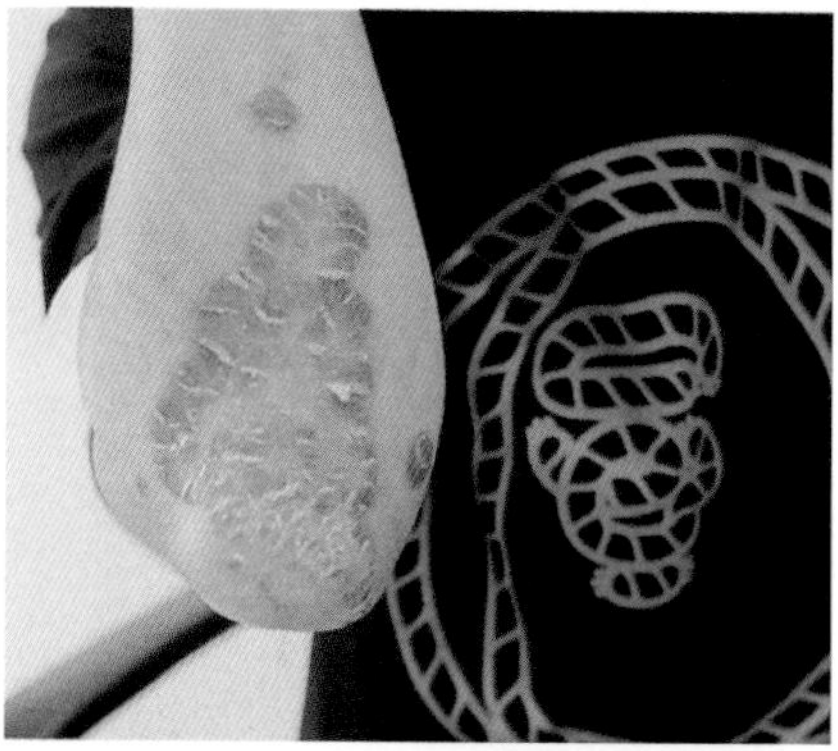

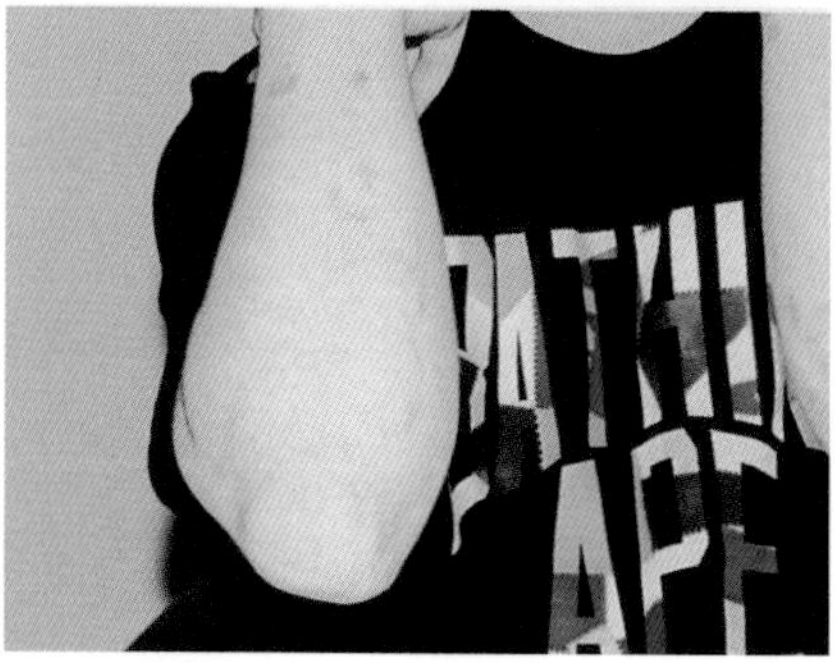

実例5

O・Sさん　32歳・男性
乾癬歴10年。家族の献身的なケアと理解に支えられ、90日で自己治癒力を高めることに成功する。

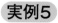

実例6

51歳・男性
乾癬暦１５年。体調が著しく低下していたが、順調に回復し、同時に肌も素晴らしく元の肌に戻り家族の支えが大きく治癒力を上げる事に成功した。

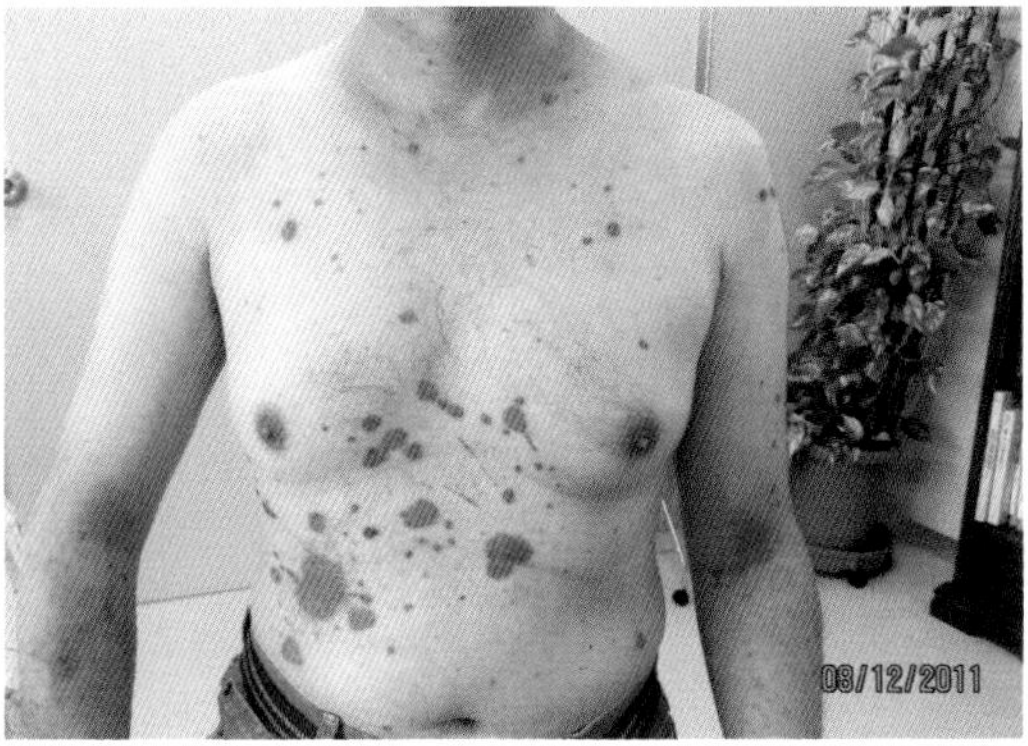

①

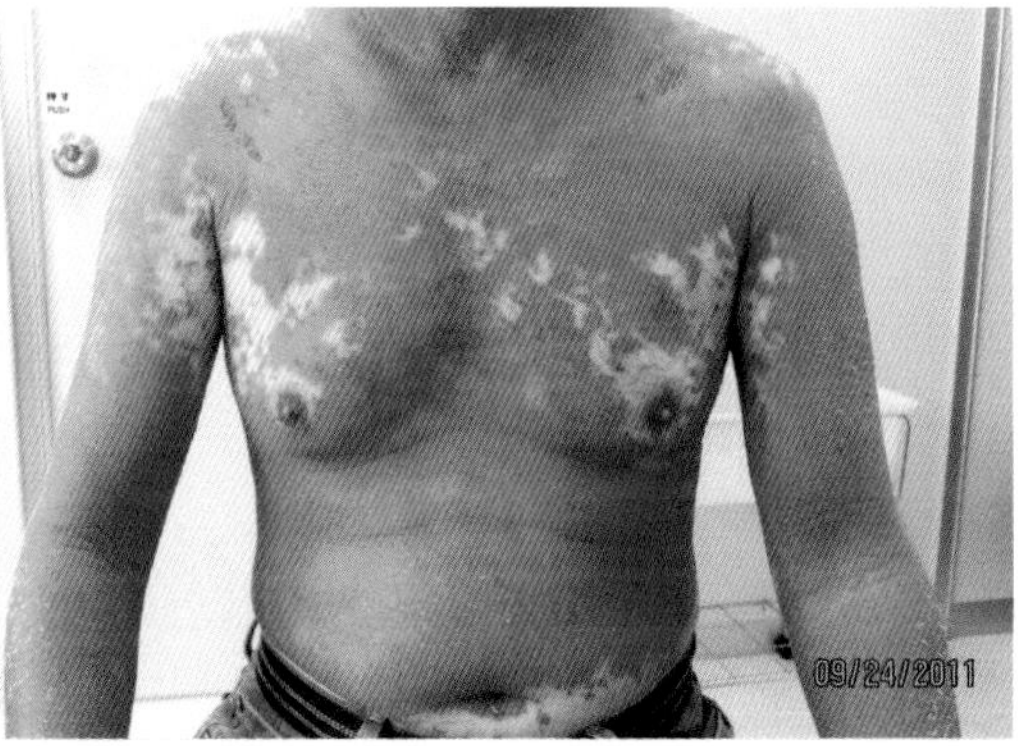

②

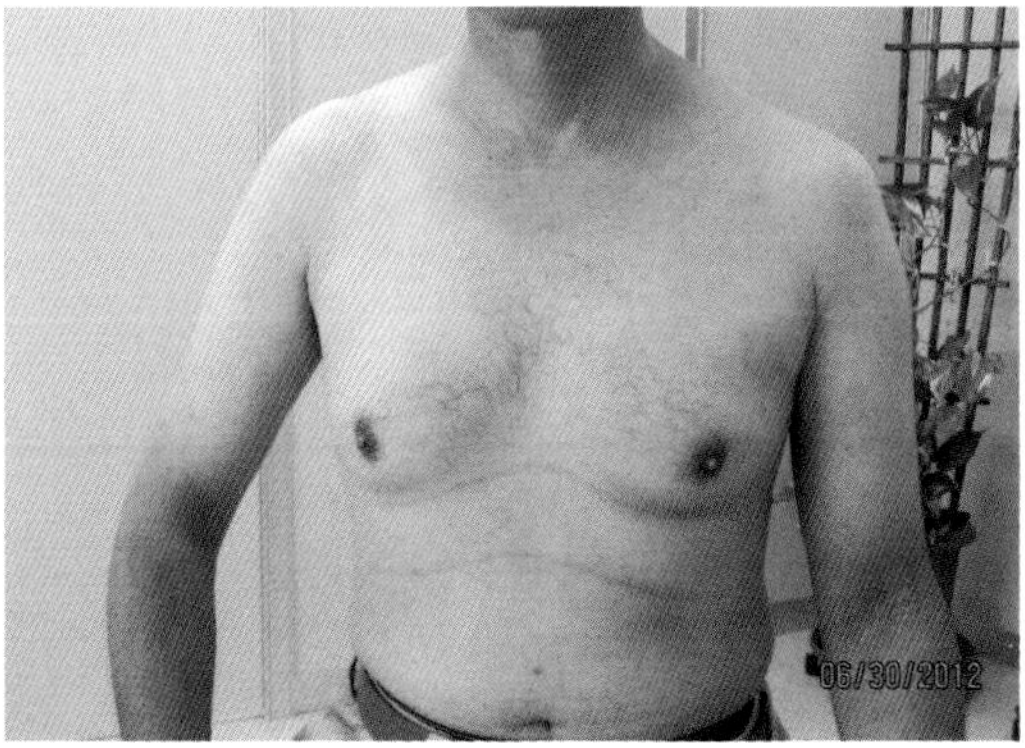

③

口絵⑥

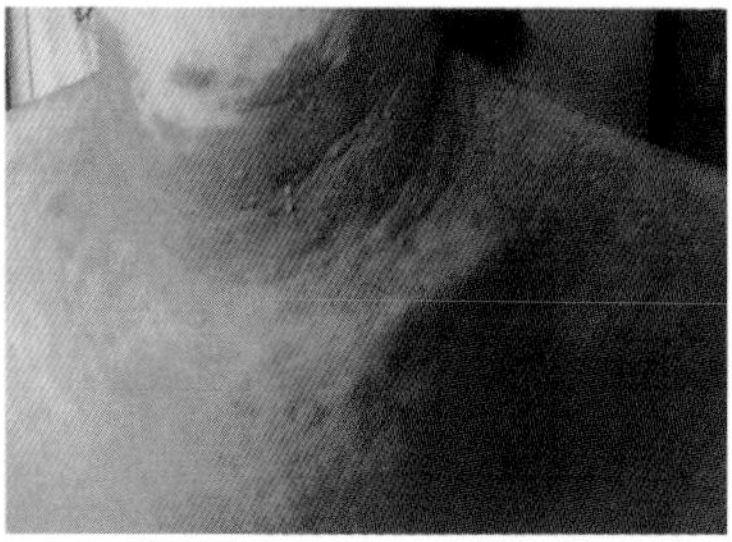

①

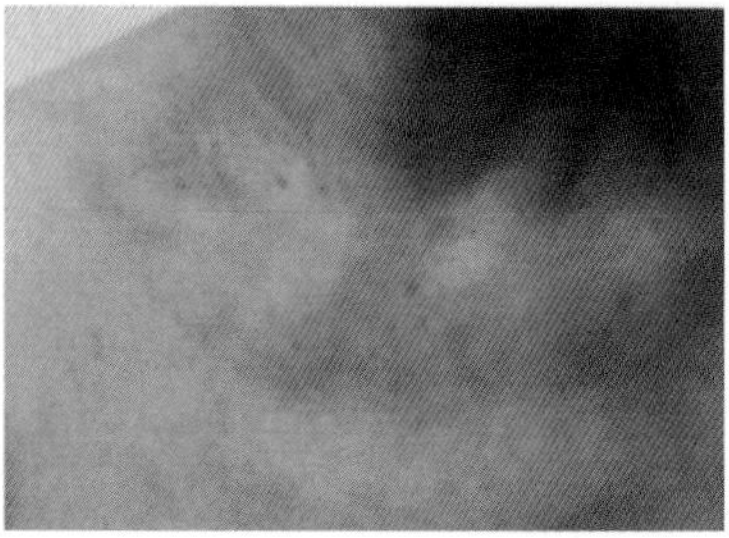

②

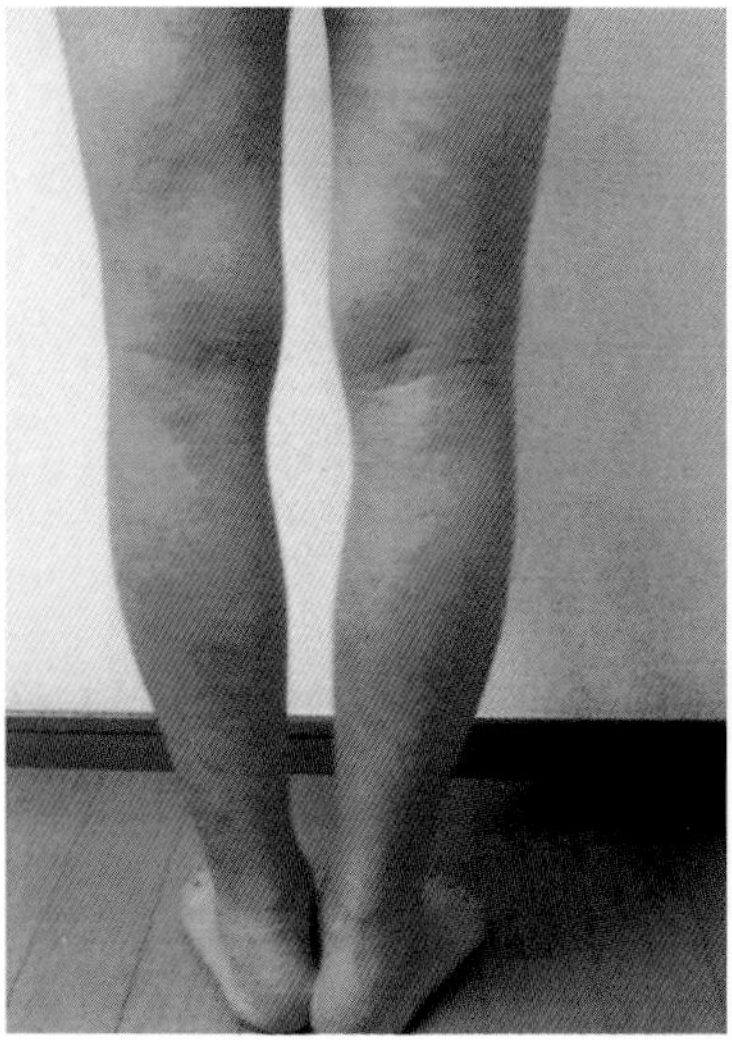

④

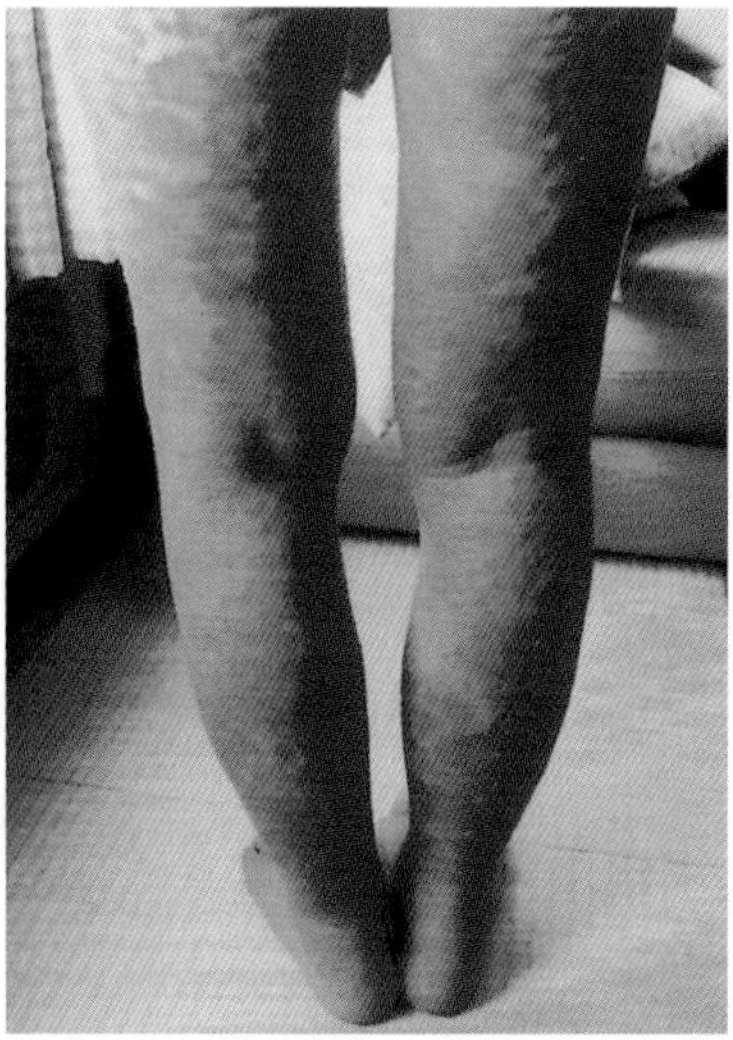

口絵⑦　③

実例7

◆本文：89頁

R・Mさん　65歳・女性

乾癬歴4年。全身にできていた乾癬を10ヶ月ほどで通常の肌に取り戻すことができて、喜びと感動を手に入れる。本人の努力とご主人の献身的な心のケアが本人を励まし克服できたのでしょう（足の浮腫は薬の副作用で色素の沈着もあるが、治癒力があがり、徐々に消えていった）。

新装版　ガンコな乾癬の本

はじめに

乾癬《かんせん》の苦しみは経験者でなければわからないものがあります。あるいはそばで見守る家族のつらさも大変なものでしょう。

乾癬は外見上の問題もさながら、剥《は》がれ落ちる鱗屑《りんせつ》（薄皮）、かゆみなど、とてもつらい皮膚疾患です。

しかも困るのは乾癬はもっとも治りづらい皮膚疾患のひとつであることです。最新の現代医学をもってしても、なかなか完治にいたらず、小康状態のときがあっても、しばらくするとまた再発を繰り返すことが多いのです。

しかもそれを繰り返すうちに症状がさらに悪化してしまうケースが少なくありません。

乾癬の治療にはステロイド剤が使われることがほとんどですが、症状が悪化するごとにどんどん強いものが処方されるようになります。それを塗るとしばらくはいいけれど、結局は再発。ついには薬の効果もなく、どんどん重症化してしまう……。私のところに駆け込んでくる人はこういう人が実に多いのです。

そして何年も病院に通い、患部の炎症を抑える対症療法のすえ、心身共に打ちのめされています。

「この病気は治るのか」

「いつまでこんな思いをすればいいのか」

日々、乾癬と闘う人と接する私には、みなさんの気持ちが痛いようにわかります。乾癬に対して標準的に行われる治療は、ステロイド剤で症状を抑える「対症療法」です。

もちろんその治療を否定するものではありませんが、乾癬は「皮膚表面」を相手にしているだけではだめなのです。

乾癬に限りませんが、病気というのはその人の一部で起こっていることではなく、今までの生活習慣、食べ物、ストレス、環境、有害物質、その他さまざまな「体に悪影響を与えるもの」のトータルな結果として、皮膚の部分に症状が出てしまっているのです。

ですから西洋医学的な対症療法も時には必要ですが、やはり慢性症状を克服するためにはなんといっても「全身状態」をよくすること、体質改善こそが肝要です。それこそが病を根本的に癒す一番の方法だと私は信じています。

全身状態がボロボロなのに、対症療法を続けても効果は見込めません。

体質改善という根本的な問題を見落としているから、薬を塗り続けても症状が悪化してしまうのです。

がんの治療に使われる抗がん剤は副作用が強いことで知られます。それは抗ガン剤によって、がん細胞のみではなく、正常な細胞も影響を受けてしまうからです。

ですから、体質改善を行い、自然治癒力を高めることで、失われた免疫力を回復し、自分自身の治癒力で全身状態をよくすることが、最良の方法だと私は考えています。

私はずっとその方法で乾癬患者さんの相談に乗り、多くの人が病を克服するのをこの目で見てまいりました。

この症状に長年悩み、時には人生を投げ出したいぐらいの苦しみに襲われている人にいいたいのです。乾癬を克服する方法は必ずあります。


私がお勧めするのは自然治癒力を上げることにより、自らの力で乾癬を克服する方法です。

これは古来よりある温泉療法・温浴療法・薬石療法をミックスさせ、自宅で簡単にできるように工夫したものです。

決して急ごしらえの、バックグラウンドのない方法ではありません。永い歴史の証明があります。

どうか、自分自身の治せる力を信じ、鉱石イオン療法により「ガンコな乾癬とサヨナラ」していただきたいと心から思っています。

なお、この療法は自然治癒力を高め、自らの力で病を克服するものですから、乾癬の方ばかりでなく、アトピー、関節リウマチ、その他の症状に悩んでいる方にもぜひお試しいただきたいと思います。

日本乾癬研究所　鉱泉療院院長

福井芳周

新装版　ガンコな乾癬の本　も・く・じ

パート2　最強のパワー　鉱石イオン療法とは？

パート3　体を温めれば万病が逃げ出す

パート4　体験談　鉱石イオン療法で健康が蘇った人たち

パート5

日々の生活で「免疫力」を高めるコツ

カバーデザイン◆中村 聡

プロローグ　現代人に年々多くなっている乾癬

乾癬《かんせん》とは?

乾癬とは慢性の皮膚病で皮膚の表皮の部分が異常に増殖して起こります。主な症状は皮膚が赤くなって盛り上がる「紅斑《こうはん》」と、紅斑の上に銀白色のかさぶたのようにできる「鱗屑《りんせつ》」です。鱗屑はやがてフケのようにパラパラと剝《は》がれて落ちますが、これを「落屑《らくせつ》」といいます。

症状の起こる場所は、お尻、背中、お腹、手足、顔などですが、重症化すると全身に広がることもあります。紅斑の大きさや形もさまざまです。症状が進むと数が増え、いくつかの紅斑がひとつになったりします。

かゆみを伴うこともあります。一般的にはアトピー性皮膚炎よりもかゆみは少ないのですが、人によってはひどいかゆみに苦しむ場合もあります。

そして乾癬でなんといっても大きな苦痛が伴うのは外見上の問題と落屑でしょう。重症患者の方は、人に見られたくない、会いたくないという方が多いのです。昼間の外出を避け、人目につかない夜だけ外出するという人もいます。

また夏、プールや海に行けないと悩む人もいます。夏でも半袖を着ることができず、長袖で我慢という人も多くいます。女性の場合は男性よりも外見を気にする傾向にありますから、さらにつらいと思います。

落屑がフケのようにポロポロ剝がれ落ちることも大きな悩みとなります。電車やエレベータなど他人と接近する場ではとても気を使うし、家の中では掃除も大変です。

乾癬はなかなか治りづらい病気だと述べましたが、10年、20年とこの病気と付き合うことの精神的な苦痛も相当なものです。医者に「なかなか治らない病気です」「一生のお付き合いと思ってください」などと宣告されることも多いのですが、そのようにいわれると途方に暮れた思いを味わうものです。

乾癬の種類

乾癬にはいくつかの種類があります。一般的に乾癬というと「尋常性乾癬」のことを指すことが多いのです（本書においても同様です）。というのも乾癬の約9割がこの尋常性乾癬だからです。

以下、乾癬の種類について説明しましょう。

①尋常性乾癬

赤く盛り上がり、境界のハッキリした紅斑ができ、その表面に銀白色のかさぶたができます。やがてかさぶたはポロポロとフケのように落屑します。

②滴状《てきじょう》乾癬

扁桃炎《へんとうえん》などのあとに小さい発疹が多発するものです。抗生剤の服用によって治ることが多いのですが、そのまま尋常性乾癬に移行することもあります。

③関節症性乾癬

手足、指、背骨、腰などの関節の変形が起こり、痛みを伴います。関節リウマチと症状が似ていますが、違う病気です。爪にくぼみができたり、爪の表面がデコボコになることもあります。

④汎発性膿疱《のうほう》性乾癬

紅斑の上に小さな膿《うみ》の塊（膿疱）が多数現れます。同時に発熱、悪寒など全身症状が起きます。

尋常性乾癬の重症化に伴って起きる場合もあれば、それまで乾癬になっていないのに突然起こる場合もあります。

発症の頻度《ひんど》はまれですが、通常の乾癬と違い入院治療が必要です。難病指定を受けています。

⑤乾癬性紅皮症

発疹が全身に広がった状態です。皮膚やリンパ節の腫《は》れも見られます。尋常性乾癬の重症化に伴って起こることが多いものです。

発生頻度は少ないのですが、適切な治療をしていなかったり、あるいは治療をまったく行っていなかったりすると発症することがあります。

乾癬は現代病!?

乾癬はもともと欧米にはきわめて多い皮膚病です。日本ではかつては数が非常に少なく、「知る人ぞ知る」的な疾患であったのが、戦後患者数が増え、現在国内には10～20万人の患者さんがいるといわれています。中年以降の患者さんが多いのですが、若い人にも見られます。

また、男性と女性では圧倒的に男性に多いのが特徴です。その割合は男性2：女性1といわれています。しかしこれは日本だけの特徴のようで、欧米では特に男女差はないそうです。

乾癬の起こる原因は医学的にはっきり解明されているわけではありませんが、最近の研究では免疫の関与がいわれています。

乾癬の起こっている場所では「ＴＮＦ‐α」（腫瘍壊死因子）と呼ばれる物質が大量に作り出されていることがわかっています。

ＴＮＦ‐αは私たちの体内で分泌され、免疫系統の中で重要な働きをしていますが、炎症を起こさせる働きがあるのです。

また、このＴＮＦ‐αを作り出す細胞や免疫細胞も乾癬とかかわっているともいわれます。

ではなぜ免疫に異常が起こるのでしょうか。

これもはっきりとはわかっていないのですが、大きな要因とされているのは「ストレス」です。

ストレスを感じると、私たちの体は「コルチゾール」というステロイドホルモンを放出します。このコルチゾールは別名ストレスホルモンとも呼ばれ、免疫力を低下させてしまうのです。

現代はストレス社会。ストレスも適度なものであれば人間的な成長を促してくれるものではありますが、過剰なストレスは精神的苦痛だけでなく、さまざまな形で身体症状として現れます。

過剰なストレスが蓄積された結果、乾癬という症状となって発現したともいえるわけです。

慢性疾患である乾癬は治りにくい

乾癬は慢性疾患であり、よくなったり悪くなったりを繰り返し、なかなか治りづらい病気です。

なぜなら乾癬は根本的な治療法というものが確立していないからです。このため、症状を一時的に抑える対症療法で対応します。多くはステロイド剤による外用療法が行われます。

このほか、飲み薬による治療、光線による治療があります。

ステロイド剤を使用すると一時的に炎症が治まりますが、ステロイドをやめるとリバウンドが起こり、炎症が強く出てしまいます。

ステロイド剤は、血流を止めて体を冷やし、炎症を抑えるというのがその仕組みです。

ですから、ステロイド剤をやめると血流が回復し腫れたり、微熱が出たりします。

それは、それまで抑え込まれていた、体の持つ治癒反応が出てきた、つまり自然な現象なのですが、西洋医学ではそのような理解はされていません。

怖いステロイドの副作用

ステロイド剤の副作用もまた重いものがあります。短期間ならまだしも、長期にわたって使用する場合は、この副作用の問題は決して見過ごすことができません。

ステロイド剤の副作用には皮膚組織が破壊される、ホルモンバランスを崩す、交感神経が緊張するなどがあります。

具体的には不眠や頭痛、色素沈着、感染症や糖尿病、副腎皮質不全症、ムーンフェイス（顔が丸くなる）、高血圧などが起こります。

さらにステロイド剤で一番怖いのは、使い続けているとだんだん効かなくなるということです。

その結果、もっと強いクラスのステロイド剤に切り替えることになります。もちろん強いステロイド剤はその分副作用も強いのです。

ステロイドを使う、効かなくなる、もっと強いものが処方される、またしばらくすると効かなくなる……。

これを続けていって、最後には一体どうなってしまうのかと、患者さんが不安になるのも当然でしょう。

また、ステロイド剤を使い続けると、知らずしらずのうちに薬が体内に蓄積されてしまいます。

何年も使い続けていると体外に排出することができなくなり、体内に蓄積されたステロイドは酸化コレステロールとなって、まわりの組織を酸化し、新たな皮膚炎を起こすのです。

乾癬治療には東洋医学的なアプローチが必要

結局、ステロイドによる対症療法は体の抱える問題の末端（皮膚）のみを相手にし、その炎症を抑えるだけにすぎないのです。乾癬を引き起こしている問題そのものが解決されない限り、一時的に症状を抑えることができたとしても、しばらくするとまた現れてきます。

乾癬の発症原因が究明されていない以上、対症療法を行うより手立てがなく、短期の使用であればよいのですが、ステロイドを長期間使い続けることで体を痛めつけ、どんどん自然治癒力を奪っていってしまうのです。

事実、私のところには、長年ステロイドを使い続けた結果、最高に強いタイプを使っても効かなくなり、ボロボロになって、わらをもすがる思いで駆け込んでくる人がとても多くいらっしゃいます。

本来、乾癬を克服するためには、皮膚だけを相手にしていてもだめなのです。根本から体質を改善し、自然治癒力を高めることが先決なはずです。その視点を持たないのは、まさに「木を見て森を見ず」です。

西洋医学はケガや急性疾患にはすばらしい効力を発揮しますが、体全体を見る必要のある慢性疾患に対しては、対症療法が主流になっています。

東洋医学にも西洋医学にもそれぞれの利点がありますが、乾癬などの慢性疾患に対しては、やはり東洋医学的なアプローチも必要だと思うのです。

つまり「自分の力で自然治癒力を高める」、これがベストなのです。それこそが乾癬克服のために最も大事なことです。

体質改善で自然治癒力を復活させる

乾癬の引き金となるのは、ストレスが大きな要因だと述べました。

まずはストレスをどう解消するかということを考えていただきたいと思います。心の持ちようは大事です。

これはカウンセリングを専門に学んだ経験から、のちに詳しく述べさせていただきます。

ただし、ストレス解消といっても、問題はそう簡単ではありません。

たとえば職場の人間関係がストレスの原因になっている場合など、簡単に仕事をやめたりできません。配置転換といっても、それが可能なのはある程度大きな会社の場合のみです。

仕事そのものがストレスだとしても、生活のことを考えると続けざるを得ないという場合も多いと思います。

また、ご近所の人間関係で悩んでいる場合もすぐ引っ越したりするのは、難しいものでしょう。

つまり多くの人が「逃れられないストレス」を抱え、そこから体調を崩してしまっているのです。

ではその場合は、どうすればいいのでしょうか。

ストレスを受けたとしても、それを上手に癒し、ストレスでゆがんでしまった体質を改善することを考えましょう。

体質改善をすれば自然治癒力が蘇り、病に打ち克つことができるのです。そしてそれこそが、乾癬を根本から克服する方法なのです。

体質改善法も世の中にはさまざまなものがあります。食事療法、運動療法、あるいはメンタルトレーニングなどもそのひとつでしょう。

しかし、それらの中には、厳しい制限があったり、努力が必要だったりするものもあります。

やはりつらいもの、苦しいものは長続きしません。毎日の生活に無理なく取り入れられるものであることが一番です。

そこで私がお勧めするのが「鉱石イオン療法」です。使うのは特別な鉱石で、これを使って入浴するだけの療法です。

日本人は入浴する習慣があるので、自然に行うことができます。「体に非常にいいものなので」、赤ちゃんから高齢者まで誰にでも安心してお勧めできる方法です。

では、次の章では本書の「要」である鉱石イオン療法を詳しく紹介する前に、この鉱石と同様に古くから世界中に伝わるさまざまな「薬石」の効力を紹介しましょう。

パート1

誰も知らなかった「薬石」の驚くべき効能

古代より伝わる「薬石」の驚くべきパワー

古来より石には不思議な力が秘められていると考えられてきました。

特にある特定の場所や地域で採れる石＝薬石には、人間の体を癒す特別なパワーがあるとして重用されてきました。

薬石は世界中、さまざまな場所で採取されます。旧西ドイツでは、第二次世界大戦後、帰還兵のうち、２００万人に及ぶケガ人がいたそうです。医師、看護師、治療に必要な薬品、すべてが不足していました。

そこでドイツ当局が講じたのが薬石療法でした。旧チェコスロバキアやオーストリアの国境地帯にある温泉地帯には希有元素を含む鉱石（薬石）が無限に埋もれていたのです。

これらの薬石を採取して、その一帯に湯治場を作り、「薬石＋温浴」による治療を行ったのです。

これが大きな成果を挙げ、傷病兵はまたたくまにケガを癒し、ドイツの国家再建のために力を発揮。これがドイツが戦後、奇跡的な復興を遂げた大きな理由のひとつだったのです。

この話で出てきた「薬石＋温浴」療法こそが、私の推奨する「鉱石イオン療法」にほかならないのです。

温泉大国・日本には良質の薬石が採取されます。

それぞれの地方で独自の薬石が存在し、人々は伝統的にこれを健康療法に用いてきました。薬石温浴だけでなく、石を温めて患部に当てることも一般的に行われていました。

世界的に広がっている「ストーン・セラピー」

最近流行の「パワーストーン」なども、石の不思議な力を利用してお守りや宗教儀式などに使われてきたものです。

その石のパワーを利用した自然療法のひとつが「ストーン・セラピー」です。数千年の歴史ある療法ですが、近年はエステサロンなどで大変な人気のようです。

現在、一般的に行われているストーン・セラピーは、温めた石や冷たくした石を背中やお腹に当てたり、石を滑らせたりしてマッサージするものです。温められた石は遠赤外線効果で体を芯《しん》から温め、血行をよくします。マッサージも相乗効果となります。

ストーン・セラピーはアメリカ、ヨーロッパ、アジアで広く伝わっています。インドのアーユルヴェーダでも石でマルマ（ツボのようなもの）を刺激することによって心身のバランスを整えるというストーン・セラピーは行われていますし、インドネシアのバリ島やハワイでもその土地に伝わる天然石を利用したストーン・セラピーが行われてきました。

また、中国では薬石を針治療や漢方に用いました。

日本でもアイヌ民族は「ブラックシリカ」という石を「神の宿る石」として治療や癒しに使用していました。

薬石のほとんどは「鉱石」だった

世界中でさまざまな石が「薬石」として利用された歴史がありますが、実はそのほとんどが「鉱石」なのです。

鉱石とは、人間に有用な鉱物の集合体、または鉱物を含んだ岩石をいいます。鉱物には、金、銀、堂、スズ、モリブデン、ニッケル、コバルトなど、なんと現在、4000種類のものが知られているといいます。

これら鉱物を含む鉱石には、独自の名前を持つものもあり、ボーキサイト、石灰石、ドロマイト、珪石《けいせき》などが一般的に知られています。

鉱石を温泉として利用する以外にも、病気の治療に使うという考え方は、大変古くからありました。

中国古代の医療の様子がわかる書に『山海経』があり、一説によると、紀元前3世紀頃にかかれたものといわれています。

この中には、多くの薬物が出てきますが、単に薬物としての効用を記したもの、食べて効果があるもの、「佩《はい》して」効果のあるもの、「服して」効果のあるものなどがあります。

「佩する」とは、ぶら下げるという意味で、ただ単にぶら下げているだけで、医療効果を期待するものでした。現代での「御守り札」の原型ともいわれています。

「服する」とは、衣服に縫い込むことです。

現代では、「服用」といえば飲むことですが、「服」はもともと「何かにぴったりつける」という意味なので、体につける、衣服に縫い込むということが、漢字本来の意味なのです。

服して効果のあるものは、全部で29例あり、植物17、動物9、鉱物2、不明1となっています。

これは、鉱物を外用薬として扱った最初の例と思われます。

その後、西暦200年頃になると、中国の医学書でも「服」は内服（飲む）の意味で使われるようになりました。

中国では、薬物に関する学問を「本草《ほんぞう》」といいます。

中国で現存するもっとも古い薬物書は、西暦1～2世紀に書かれた「神農本草経」ですが、その中の薬効別の分類としては、玉石、草木、虫獣、果菜、米食の順になっています。

常食する米のようなものをもっとも卑しいとし、それから遠くなっていくにしたがって尊ぶという道家の思想を反映したものといわれています。

この本のタイトルにある「神農」とは、東洋では医学の神とされています。「史記」によると、神農は頭は牛で体は人間の姿をしていて、火徳を備えた王でもあったので、炎帝とも呼ばれていました。

鍬《くわ》や鋤《すき》を作って人々に農耕を教え、百草を舐《な》めて医薬を発見したといいます。このとき、神農は自分で舐めて調べ、1日に70種類もの毒に遭いながらも、人々に避けるものと摂るものを伝えたといいます。

昔は実際に試してみるよりはほかに方法がありませんでしたから、人々の長い経験を神の姿で象徴したのかもしれません。

この分類は明代まで続き、明末に李時診によって著された「本草綱目」によって、ようやく博物学的分類にまとめられました。

「本草綱目」は江戸時代になって、小野蘭山によって翻訳され、日本国内の情報も追加された「本草綱目啓蒙」として、現在に伝わっています。

鉱石の薬効は、このように古くから注目され、研究されてきたのです。

私たちの健康に欠かせないミネラル

ところで鉱石とは鉱物を含んだ岩石だと述べましたが、鉱物は英語では「ミネラル」です。

ミネラルは地球上に存在する元素のうち、炭素を含まないものをいいます。

炭素を含む元素を「有機物」、含まないものを「無機物」といいますが、「有機物」は生命体が作り出すものに対し、「無機物」は鉱物のように生命と直接関係しないものを指します。

実はミネラル（鉱物）は、私たちの健康に欠かせないものなのです。

まず、「ビタミン、ミネラルを豊富に含む健康食材……」などといわれるように、ミネラルは私たちの体を作る栄養素として働きます。

栄養素として働くミネラルは、現在１００種類ほどもあるとされています。

これらは私たちの体内で作り出すことができませんから、食品からとる必要があるのです。

中でも特に不足しがちなミネラルというものがあり、現在16種類あるとされています。ちなみに私たちの体を作る16種類の必須ミネラルとしては、カルシウム（Ca）、リン（P）、カリウム（K）、硫黄（S）、塩素（Cl）、ナトリウム（Na）、マグネシウム（Mg）、亜鉛（Zn）、クロム（Cr）、コバルト（Co）、セレン（Se）、鉄（Fe）、銅（Cu）、マンガン（Mn）、モリブデン（Mo）、ヨウ素（I）があります。

よく、私たちが耳にするミネラルウオーターは、これらのミネラル分が豊富に含まれた水を指します。

日常生活のあらゆる分野で活躍している鉱物

ミネラルは栄養素として働くだけでなく、私たちの生活のあらゆる分野で活躍しています。

たとえば化粧品。女性であればミネラルファンデーションやミネラル入りミネラル入り美容液などという謳《うた》い文句を聞いたことがあるでしょう。

天然ミネラルが配合された化粧品は肌に負担をかけずに、自然に仕上がるとして、近年大きな人気を集めているようです。

石油由来の「ミネラルオイル（鉱物油）」は、化粧品や薬品、工業用品にきわめて多く用いられています。

また、もっと広い視野でとらえれば、私たちの身のまわりのありとあらゆるものに鉱物は用いられています。

プラスチックには補強材としてタルクやマイカといった鉱物が使われており、洗剤にはゼオライト、胃薬の中には炭酸カルシウムといった鉱物が用いられます。

工業製品にも鉱物は不可欠です。テレビ、電話、時計、パソコン、家電など、日常生活に欠かせない、さまざまな電子機器の部品に使われています。

鉱石にある神秘のヒーリングパワーを活用しよう

このように太古の昔から、人類は鉱石の恩恵にあずかって、鉱石とともに文明を築いてきたのです。

近年、パワーストーンやストーン・ヒーリングなどという形で、鉱石が新たに注目されているのも、鉱石の持つ深遠にして神秘の力が世界的に再評価されてきたからでしょう。

そこにはこれまでの科学至上主義に対する自省の念というものがあるのかもしれません。

確かに科学は文化の発達に大きな貢献をしてくれたことは間違いありませんが、この世には科学では説明のつかないこと、科学の力だけではどうにもならないこともたくさんあります。

特に病気にかんしてはそうです。

これだけ医学が進み、多くの病気が完治するようになった今なお、手術や薬の力が及ばない病気もたくさんあります。

今こそ、私たちは自然の力、自然のヒーリング力を見直してみるべきではないでしょうか。

そこには私たちの体を心身ともに癒し、健康に導いてくれる大いなる力があるはずです。

そのひとつが鉱石を利用したヒーリングであることは間違いありません。

では、以下の章では鉱石イオン療法について説明していきたいと思います。

パート2

最強のパワー　鉱石イオン療法とは?

健康増進効果が期待できる鉱石イオン療法

鉱石イオン療法とは、特製の「鉱石イオン」を利用した温浴療法のことです。

私の推奨する鉱石イオンは、人工的なものはいっさい添加せず、１００％天然のものです。一般に鉱石を使った療法と言えば、トルマリン鉱石などを使ったものを思い浮かべるかもしれませんが、長年の研究により、いくつかのミネラル鉱石を精製することで鉱石イオンの健康増進効果がさらに高まることもわかりました。

この鉱石イオンには数十種類のミネラルが含まれ、そこからイオン成分がふんだんに放出されていて、これが類《たぐ》いまれな健康増進効果をもたらしてくれるのです。このため特別に「鉱石イオン」という呼び方をしています。

この鉱石イオンを家庭のお風呂に入れて温浴を行う療法こそが、「鉱石イオン療法」なのです。ただお風呂に入れるだけで電気装置なども一切必要なし。もちろん風呂の改造などもまったく必要なく、どのような材質のお風呂にも使え、風呂がまを傷める心配もありません。無色無臭で、通常の風呂とまったく同じように入っていただけます。

鉱石イオンは半永久的に持ちますし、家族全員どなたでも使っていただけます。健康にとてもいいものなので、健康な人が入れば、さまざまな万病の予防になるし、疲れ、肩こり、虚弱体質、冷え性など日常の不調を癒してくれます。

鉱石イオン療法と活性酸素

鉱石イオン療法では、鉱石のミネラルによって、人体の酸化を防ぐことができます。

人体の酸化を起こすのは「活性酸素」です。たとえば、鉄のフライパンを例にとってみましょう。フライパンが水に濡れたり、使わないでいると、すぐに錆びてしまいます。鉄のクギも同様です。

これはすべて鉄が酸素と結びつき、酸化鉄に変化したものなのです。

人間の体もこれと同じで、「酸化」されると細胞のひとつひとつが変化してしまいます。

たとえば、揚げ物のてんぷら油が酸化して黒く変色するように、人間の体も脂肪でできているので、同様に「酸化」して、体に有害な物質に変化する恐れがあるのです。皮膚が酸化されるとシミ、ソバカスができ、皮膚がんの原因になります。

「活性酸素」とは、酸素自体が活性化して、体を傷つける酸素なのです。

活性酸素ができると、細胞本来の機能を失わせ、体に異常を発生させてしまうのです。活性酸素は、私たちの体の中で四六時中、体のあちこちで生じており、その強力な酸化力で細胞を攻撃します。この活性酸素が暴れ出すと、細胞が次々に酸化され、いろいろな病気が引き起こされるのです。

さらに細胞の核の中にまで及べば、生命の全データが記録されている遺伝子のDNAも傷つき、最終的には、細胞の増殖が止まらなくなるような事態になってしまいます。

呼吸のために取り込んだ酸素の2%が活性酸素になるといわれており、人間の体の約60兆個の細胞のひとつひとつが、呼吸をしています。

しかし、発生した活性酸素を次々に除去する「抗酸化物質」のおかげで、過剰な発生を食い止めたり、効率よく消去することができるのです。

しかし、この人体にある「抗酸化物質」は、老化にともなって能力が衰えてしまうのです。

そしてさらに、ストレス、煙草、アルコール、自動車の排気ガス、食品添加物、農薬、その他いろいろなものが活性酸素を大量に発生させてしまいます。

乾癬にかかって炎症の起きている患部では、活性酸素が大量に放出されて、細胞を酸化し破壊します。

鉱石イオンの入浴療法では、細胞の排泄活動が活発になり、体内にたまっていたステロイド剤や体内毒素を排出します。

粉飾されていた皮膚は、ボロボロと皮が剝《は》がれて回復してくるのです。

自律神経のバランスが大切

免疫力の低下には、大きく分けると２つの要素があります。

ひとつは自律神経です。自律神経は、体温や脈拍、血圧、消化、吸収、排便、排尿などを無意識に調整している神経で、交感神経と副交感神経の２つがあります。

交感神経は体温や脈拍などを高め、体を活性化させる役割があります。副交感神経は、消化・吸収や排便、排尿などに関与し、交感神経とは逆に体をリラックスさせる役割を担っています。

自律神経はこの2つの神経のバランスが保たれていると、免疫力の高い状態になります。

たとえば、ストレスや肉体疲労が重なっていたりすると、風邪を引いたりするのは、自律神経の乱れからくる免疫力の低下が原因です。

免疫力を高めるためには、精神的、肉体的なストレスをためないことが大切です。

鉱石イオン療法で、微温欲をすると副交感神経が十分働いて血管が広がり、全身に血液が巡って新陳代謝が進むようになるのです。

乾癬とストレスの密接な関係

ストレスによって免疫力が低下することで、乾癬、その他のさまざまな皮膚疾患も起こりやすくなります。

人間の体は、ストレスが長く続くと、それを回復しようとして、副腎からショックを和らげる副腎皮質ホルモン（ステロイド）が分泌されるようになっています。

ステロイドというと、薬品のように思いがちですが、人体はもともとステロイドを分泌しているのです。

ステロイドは、アレルギーや緊張、ショックの緩和のために分泌されるものですが、その一方で、免疫力を高めるために有効に働くリンパ球の活性を低下させてしまうのです。

このようにしてステロイドホルモンは、間接的に免疫力の低下を引き起こすことになるのです。蕁麻疹《じんましん》、にきび、円形脱毛症などの皮膚疾患も、このストレスが引き金となって起こることがあります。

風邪は「万病の元」といいますが、ストレスも同じ「万病の元」なのです。放置して無理を重ねていると、徐々に心身を蝕《むしば》んでいきます。

乾癬などの慢性皮膚疾患にかかってしまった方は、「どうして治らないのだろう」

と悩み続けるあまり、常に気持ちがそこから離れることができなくなり、それが過度のストレスを生むという悪循環に陥ってしまうことがあります。

乾癬を克服するには、ストレスのコントロールも非常に重要なのです。

乾癬の方は食生活や生活習慣に対して執着がある場合も多くあります。ガンコだったり、神経質でストレスに弱いといった性格も影響します。

病気の根本原因に「気づく」ことができれば、自分の性格を変えていこうという意思が生まれます。

精神的なストレスは、自律神経（交感神経）を緊張させ、体はリラックスすることができず、疲労回復もうまくいきません。

鉱石イオン療法は、ストレスで疲れきった体の免疫機能を整え、自然治癒力を引き出してくれます。

乾癬は皮膚疾患ではありますが、精神的な問題が大きくかかわっている場合が多いのです。

睡眠時に細胞が修復される

乾癬の方は、睡眠不足や過労を避けて、規則正しい生活を心がけることが大切です。ですから、自分で意識して良質の睡眠時間を確保する必要があります。

体の疲労回復にとってきわめて重要なのが、成長ホルモンなのですが、この成長ホルモンは成長期だけでなく、大人になってからも大切な役割を持っているのです。

傷ついた細胞を修復したり、新しい細胞を作り出すなど、新陳代謝を促進させて、疲労回復にもかかわっています。

睡眠不足だと肌が荒れるのは、成長ホルモンが十分に分泌されず、皮膚の新陳代謝がうまく行われていないからです。

乾癬の回復のためには、毎日の就寝時間を一定にして、深い眠りを取るようにすることが、なによりも大切です。

鉱石イオン療法の入浴後は、心身ともにリラックスし、寝つきがよくなるので、深い眠りにつくことができます。

副交感神経の働きを高める鉱石イオン

鉱石イオン療法を行うと、副交感神経の働きが高まります。副交感神経は自律神経の一種で、リラックス、休息、睡眠などをつかさどります。

ですから、鉱石イオン療法を行うと、とてもリラックスでき、ぐっすり眠れるようになったという声が多いのです。

また、副交感神経が高まると抹消血管を広げる作用もあり、全身の血行を促進させます。血行がよくなることで冷え性も改善されていきます。

実際、この療法を始めると冷え性が著しくよくなったという人が多いのです。

特に乾癬の方は、血行が悪く体が冷えている方が多く見受けられますから、なおさら実感されるのでしょう。

さらに血行が促進されることで、疲労回復、肩こり、腰痛にも効用があります。

鉱石イオン療法でデトックス！

乾癬の方はデトックス（解毒）ということがとても大事になってきます。なぜなら薬品やその他有害な物質が体内にたまっていることが多いからです。

そうでなくても現代人は大気汚染、食品添加物・農薬、その他日用品に含まれる化学物質などなど、多くの有害物質をため込んでいるといわれています。これらはさまざまな病気や体の不調に直接・間接的にかかわっているのです。

ですからデトックスの重要性は高まるばかりなのですが、鉱石イオン療法のデトックスパワーは強力なものがあるのです。

また鉱石イオン療法には便秘解消作用もあります。リラックスして血行がよくなることで、自然に便通もよくなっていくのです。

実際に鉱石イオン療法を始めると、便秘が解消したとか、尿の出がよくなったという声は非常に多いのです。

鉱石イオン風呂の入り方

鉱石イオン療法の健康増進作用についておわかりいただいたところで、実際に療法の行い方を説明いたしましょう。

①準備

風呂（湯量約200リットル）に鉱石イオンを入れます。前述の通り、風呂は一般家庭のどのようなタイプの風呂、素材でもお使いいただけます。風呂に入る2～4時間前から準備しておいてください。こうしておくことでお湯がイオン化します。

②温度

温度はぬるめの39度前後がお勧めです。ただし季節や体調によって調節してください。夏は38度、冬は40度ぐらいがいいかもしれません。

ぬるめのお湯にじっくりつかることで体が芯《しん》から温まり、副交感神経が働いてリラックスできます。

ちなみに42度以上の熱いお湯だと、交感神経が高まって体は緊張状態となり、血管が収縮して血圧が高くなる可能性もあります。

さらに低すぎてもまたよくなくて、冷たさに対抗するために血管が収縮してしまいます。

ですから体温と同じか、やや高いぐらいが一番いいのです。

またリラクゼーションのためには心の持ち方もとても大事です。病気や仕事のことを考えながらではとてもリラックスなどできません。

入浴タイムは心と体を癒す時間と決め、ゆったりとした気分で入りましょう。音楽を聴いたり、アロマの香りを漂わせるなどの工夫をするのもよいと思います。

③回数と時間帯

回数はできるだけ多いほうがいいのです。とはいえ、1日5回も10回も入るものではありませんから、朝1回、夜1回、あるいは朝1回、夜2回など、可能な範囲内でできるだけ多く入浴するように心がけてください。

入浴の時間帯はいつでも結構です。朝風呂もなかなかよいものです。

ただし、1日の入浴回数や入浴時間をあまりきっちり決めてしまうと、それが義務のようになってしまい、かえってストレスになりますから、無理をせず、ゆったりとした感じで取り組んでください。

④入浴時間

1回の入浴（湯船につかる）時間は10分～20分を目安に、体調に合わせて決めましょう。

早く改善したい気持ちはわかりますが、根気よく続けることが大事なので、あせらず入浴してください。

なお、乾癬の方には半身浴はお勧めしていません。やはり首から下をしっかり鉱石イオンのお湯に浸すことをお勧めしています。

⑤洗い方・その他

体を洗うときは皮膚になるべく刺激を与えないようにしましょう。肌にやさしいベビー石鹸などを使って、泡でやさしくなでる程度に洗えば十分です。入浴後は落屑《らくせつ》があるでしょうが、自然にまかせて無理に落としたりしないようにしましょう。

⑥足湯

１日にそう何度も入浴ができないというときは、足湯を行ってもいいのです。バケツなどに鉱石イオンと39度程度のぬるま湯を入れて、足を膝下まで入れ、10分ぐらいつかります。足湯をするとそれだけで体全体が温まり、疲れも解消するし、足のむくみなども解消します。

好転反応について

鉱石イオン療法を開始すると、早い人では2日目ぐらいから「好転反応」が現れてきます。症状が一時的に悪化したり、場合によっては体調にも異変をきたす場合もあります。しかし、これは快方に向かう前の一時的な反応ですから、心配しないで続けることが大事です。

なお、好転反応は全員に起こるものではありません。ほとんど出ない人もいます。逆に好転反応が出ないからといって回復に向かっていないというわけではありませんからご安心ください。

その他こんな症状の方にもお勧め

鉱石イオン療法は、自然治癒力を最大限に引き出すという方法ですから、乾癬の方ばかりでなく、さまざまな皮膚疾患、関節リウマチなど、さまざまな病気の方にもお勧めできます。

鉱石イオン療法をお勧めする病気・症状には、以下のようなものがありのす。ぜひ、一度、お試しください。

・関節リウマチ
・糖尿病
・高血圧
・うつ病、神経症
・不眠症
・痛風
・腰痛
・肩こり
・アトピー性皮膚炎

・神経痛
・冷え性
・不妊症
・術後の回復
・虚弱体質

アトピーの方にもお勧め

当院へは乾癬の方の相談が最も多いのですが、次いで多いのが関節リウマチ、アトピーの方からの相談です。

まずアトピーは、乾癬と同じ慢性皮膚疾患です。カサカサと乾燥し、強いかゆみをともないます。

原因は免疫の異常といわれます。免疫異常を起こす要因としては食生活、大気汚染、各種化学物質、遺伝などがいわれていますが、特定はされていません。ストレスが大きいともいわれます。

治療は乾癬と同じステロイドの外用薬や抗アレルギー剤などが処方されます。重症化している場合はステロイドの内服薬、注射薬も用いられます。内服薬や注射薬は全身に作用しますから、副作用もかなりのものがあります。

アトピーの方にも鉱石イオン療法をお勧めします。鉱石イオン風呂には肌を保湿する効果が高く、乾燥を抑えます。

またストレスを鎮め、自律神経を整えることで免疫力を増強します。

関節リウマチにも一考の価値あり

関節リウマチは関節に腫《は》れと痛みが起こるほか、疲れやすい、だるいなどの全身症状も出ます。

進行すると関節の変形やこわばりも起こります。

40～60代の女性に多いのが特徴です。

関節リウマチの原因は、はっきりとは特定されていません。従来は関節の病気ととらえられていましたが、現在では免疫異常と関係するといわれています。

治療には抗炎症薬と抗リウマチ薬が用いられます。抗炎症薬にはステロイドのものと、非ステロイドのものがあります。ステロイドが使用されることが多いのですが、やはり副作用の問題は深刻です。

この病気は長年苦しんでおられる方が多いので、ぜひとも鉱石イオン療法を試していただきたいと思います。ストレスを癒し、免疫力を増強することできっといい結果が得られると信じております。

変形した関節は元には戻せませんが、痛みが緩和した、全身状態がよくなったという声は多くあります。

家族みんなで鉱石イオン療法を

鉱石イオン療法は以上のようにさまざまな病気に悩む人にお勧めしていますが、もちろん健康な方が入ってもいいのです。

家族のどなたかが鉱石イオン療法を始めた場合、通常、そのご家族も鉱石イオン風呂に入ることになります。

これが意外にもとても評判がいいのです。

「肌がつるつるになった」、「シミが薄くなった」、「ひどい冷え性だったのが改善した」「疲れが取れてぐっすり眠れるようになった」、「膝が痛くて歩行困難だったが、最近はとても調子がいい」、「肩こりがよくなった」、「便秘がすっかり解消した」などのうれしい声がどんどんと寄せられています。

体験談にもありますが、アトピーのお子さんのために鉱石イオン療法を始め、一緒にお風呂に入っていたら、いつの間にかとてもお肌がきれいになっていたというお母さんもいらっしゃいました。

鉱石イオン療法は、家族を笑顔にする療法なのです。

パート3

体を温めれば万病が逃げ出す

あなたの体は「冷え」ていませんか？

前章では鉱石イオンの作用について述べてきましたが、鉱石イオン療法には実はもうひとつ大きな健康増進作用があるのです。

それはズバリ「体を温める」ということです。

最近、「低体温」という言葉をよく聞きます。36度以下を「低体温」といいます。体温は平熱で36度台であることが好ましいとされていますが、今や35度台の低体温の人は珍しくありません。

子どもは大人に比べて体温が高めですが、その子どもも最近では35度台が当たり前になっています。

そもそも日本人の平均体温は約50年前までは36・89度とされていました。ところが今では36・2度といわれています。この50年あまりで0・7度も下がってしまったのです。

冷えは万病の元

では低体温がなぜいけないのでしょうか。

実は冷えこそが「万病の元」といってもおかしくないほど、大変恐ろしいことなのです。

パート2で免疫と乾癬の関係について述べましたが、私たちの体の免疫機能は「体温」と大きくかかわっています。

体温が上がると血液の流れがよくなります。逆に下がると血行は悪くなります。これは誰でも実感としておわかりいただけることでしょう。

血液には赤血球、白血球などがありますが、この白血球の中に免疫機能を受け持つ「免疫細胞」があります。免疫細胞にはマクロファージ、リンパ球、顆粒球などの種類があります。これらは血流に乗って体の中を巡るほか、リンパ節や腸などで待機。「異変」があればすぐに駆けつけてこれを取り除きます。

すなわち体内に侵入してきた病原菌や異物、あるいは体内で発生したがん細胞などもやっつけてくれるのです。

ところが、冷えて血行が悪くなるとどうなるでしょうか。免疫機能は当然、低下します。「異変」が生じても免疫細胞がすばやく駆けつけることができないからです。

体温が1度下がると免疫力は30％も低下するといわれているのです。また逆に体温が1度上がると、免疫力は5～6倍にもなるとされています。

冷えによる免疫力の低下が、どんなに恐ろしいことかおわかりでしょう。

なぜ現代人の体温は低下したのか

ではなぜ、日本人の体温は低下してしまったのでしょうか。

理由はひとつではなく、以下に示すようにいくつかあります。

①筋力の低下

ひとつには「筋力」の低下です。人間の体において筋肉は最大の熱生産場所なのです。筋肉量が減れば、基礎代謝も減り、体温が低下するのも当然のことなのです。

昔の日本人は実によく歩いたし、家事ひとつとっても、薪《まき》を割ったり、たらいで洗濯をしたり、雑巾がけをしたりと、かなりの重労働でした。

しかし、現代人は移動は車や電車、バス、駅やビルではエスカレーター、エレベーター。デスクワークの人などは1日中座っているのですから、運動不足は深刻です。

そして最近は、かえって田舎に住んでいる人のほうが歩きません。どこに行くにも車で移動してしまうからです。100メートル先のコンビニに行くのにも習慣で車を出してしまう人もいます。

家事も便利家電のおかげで、以前とは比較にならないほど楽なものになりました。筋力の衰えは明らかです。

②エアコンの普及

またエアコンの普及も低体温と関係しています。

暑い夏の盛りでも室内は快適な温度に調整されていて、汗をかく機会が少なくなってきたのです。人は汗を欠くことによって体温を調整しますが、汗をあまりかかない生活を続けていると、体温調整機能がうまく働かず、低体温を招きます。

③冷たいもののとりすぎ

暑い夏は冷たいものを飲んだり、アイスクリームやカキ氷など冷たいものを食べる機会が増えます。詳しくは後述します。

④ストレス

ストレスも低体温と関係しているといわれます。ストレスは自律神経やホルモンのバランスを崩し、体温を下げてしまうのです。

⑤薬

痛み止め、血圧降下剤、ステロイド、抗うつ剤……このような薬を長期間、使用することにより、体を冷やすことがあります。

冷えと乾癬の密接な関係

前述しましたが、乾癬の方は特に体が冷えていることが多いのです。ひとつには乾癬の方は血行が悪くなっていることが多いため、そこから冷えを起こしてしまいます。また、乾癬の治療にはステロイド剤が使われることが多いのですが、これも体を冷やす原因になります。

乾癬はストレスと大いに関係があると述べましたが、これもまた血行不良を起こし、冷えにつながってしまいます。

実際に私のところに相談にいらっしゃる方も多くが冷え性です。ただ、日本で乾癬になる方は男性が多く、男性はあまり冷えを意識していない方が多いのです。しかし、本人が感じていないだけで実は「隠れ冷え性」ということもあります。

体温が低下し、体が冷えたら、新陳代謝が悪くなります。新陳代謝が悪いということは、血行も悪くなり、全身の細胞の働きが悪くなるということです。

今まで述べてきた通り、乾癬は皮膚の上だけで起こっていることではありません。体全体の健康を取り戻してこそ、症状として現れている乾癬を克服することができるのです。

そのためになにより必要なのは、なんといっても「温かい体」。温かい体こそが乾癬と闘うために必要不可欠なものなのです。

体を温めるさまざまな方法

では体を温めるにはどうしたらいいのでしょうか。

いくつかありますのでご紹介しましょう。

①筋肉をつける

筋肉と体温の関係はすでに述べた通りです。現代人はふつうに暮らしていたのではどうしても運動不足になります。意識して運動をすることが必要です。

運動については１２８頁で詳しく述べていますのでそちらを参照してください。

②食べ物

食べ物には体を温めるものと冷やすものがあります。

一般に夏、あるいは暑い場所でとれる食べ物には体を冷やす作用があり、冬、あるいは寒い場所でとれる食べ物には体を温める作用があります。

トマト、なす、バナナ、マンゴーなどは体を冷やす食べ物の代表です。これらを夏に食べれば、ほてる体を冷やすことができます。

一方、ごぼう、にんじん、りんご、ぶどうなどは体を温める食べ物です。

ですからその土地でとれる旬の物を食べていれば、人間は自然に健康を保つことができるのです。

ところが現代ではハウス栽培で旬とは関係なく1年中野菜が収穫でき、また遠く熱帯の国から果物が運ばれてくるようになりました。

その結果、冬でも体を冷やすトマト、きゅうりのサラダを食べ、食後はパイナップルやメロンといった南国のフルーツをデザートにいただくといった食生活がごく一般的になってしまいました。

また、現代は昔と違って暖房設備が整っているため、冬でもビールを1日2リットルなどというとんでもない量を飲んだり、アイスクリームを食べたりする人が多いのです。

これはとても恐ろしいことです。ほとんどの人が体を冷やす食べ物、温める食べ物という意識なしに、好きな物を食べたり飲んだりしているのですから。

冬に体を冷やす食べ物をとるのは、絶対に禁止というわけではありませんが、なるべく控えめにしたほうがいいと思います。

そして大事なことは体を温める食べ物を積極的にとることです。

これはそれほど難しいことではありません。

地産地消という言葉がありますが、なるべくその土地でとれた物、旬の物を食べればいいのです。

昔の日本の食生活に帰ればいいのです。その上でたまに南国でとれるフルーツなどを楽しむ分には問題ないと思います。

体を冷やす食べ物、温める食べ物

以下に体を冷やす食べ物、温める食べ物の一覧を掲載しますから、ご自分の食生活を一度見直してみてください。

＊体を冷やす食べ物

バナナ、パイナップル、メロン、スイカ、グレープフルーツ、マンゴー（夏場、あるいは南国でとれるフルーツ）。

トマト、ナス、きゅうり、ゴーヤー、みょうが、コーヒー、ビール、清涼飲料水、アイスクリーム、牛乳、脂肪分の多い肉、タコ、ちくわ、白砂糖。

＊体を温める食べ物

りんご、ぶどう、さくらんぼ、プルーン（秋、あるいは寒冷地でとれるフルーツ）。ごぼう、れんこん、にんじん、かぼちゃ、ねぎ、生姜、にんにく、かぼちゃ、赤ワイン、日本酒、チーズ、赤身の肉、青魚、黒砂糖。

③飲み物

②の食べ物と同じことですが、最近の日本人は冷たい飲み物を冬場でも平気で飲んでいます。食事の際のお茶なども、冬場でも冷たいウーロン茶や麦茶を飲むという人が多いのではないでしょうか。

のどが渇いたといって冷たいジュースにすぐに手を伸ばすのではなく、なるべく温かいお茶にしましょう。暑い夏でも熱いお茶を飲むと、発汗が促され、かえって涼しくなるのです。

ただし、飲みすぎは禁物。東洋医学の考え方では、水分の取りすぎ＝水毒も体を冷やす大きな原因とされています。

④入浴

体を温めるといえば、誰もが思い浮かぶのが入浴でしょう。

最近はシャワーで済ます人が増えていますが、シャワーでは体を温める効果は期待できません。

やはり湯船にしっかりつかることが大事です。

体を温めるための入浴法は38～40度程度のぬるま湯にゆったり（20分程度）つかることが大事といわれます。

もちろんそれは間違いないのですが、残念なことに通常の温浴の効果は一時的なものなのです。

もちろん温浴を行うのと行わないのでは大きな違いがありますが、体を芯《しん》から温める作用は思ったほど長続きしません。

それが証拠に、毎日お風呂にしっかり入っているのに冷え性が治らないという人はいくらでもいます。

しかし、鉱石イオン療法や温泉療法では、ふつうの温浴に比べ、体を温める作用が強く、長続きするのです。

その理由はのちに詳しく述べましょう。

なお、温泉並みの保温効果を得られるという意味では「入浴剤を活用すれば同じではないか」という意見もあるかと思いますが、やはり一般的に市販されている入浴剤では温泉や鉱石イオン療法と同等の保温効果を得るのは難しいのです。

さらには一般的な入浴剤にはタール色素や香料など、皮膚刺激性の高いものも使われています。こと乾癬の方には、こういう刺激のある成分の入ったものはお勧めできません。

古代から活用されてきた「湯治」

体を温めるといえば「温泉」というのは、日本人なら誰でも思い浮かべることでしょう。

日本には「湯治」という言葉があります。これは温泉地に長期滞在して、特定の疾病の療養を行うものです。

神代の昔から、温泉は心身の疲れを癒し、病を治す特別な場と考えられてきたのです。戦国時代も温泉は武士たちの癒しの場として用いられました。たとえば、武田信玄は温泉を非常に愛好したといわれ、現在の山梨、長野では各地に「信玄の隠し湯」「信玄ゆかりの湯」が存在します。

また、上杉謙信、真田一族、豊臣秀吉、徳川家康ゆかりの温泉も全国に多くあります。現在でもこの湯治の人気は根強く、皮膚疾患の方が湯治を行うケースが多いようです。

現代医学では治療が困難な病気に湯治を勧めることも多くあります。

有名な湯治場としては酸ヶ湯（青森県）、玉川温泉（秋田県）、金田一温泉（岩手県）、鳴子温泉（宮城県）、肘折温泉（山形県）、草津温泉（群馬県）、出湯温泉（新潟県）、母畑元湯（石川県）、三朝温泉（鳥取県）、俵山温泉（山口県）、明礬《みょうばん》温泉（大分県）、地獄温泉（熊本県）などがあります。

現代では「温泉療法医」という資格制度もあります。これは正しい温泉・気候・物理療養指導を行える医師のことです。また温泉を併設した病院、温泉病院も各地に存在します。

こんなにあった温泉療法の健康増進効果

温泉はなぜすぐれた健康増進効果を持つのでしょうか。

温泉の効能は大きく①温熱効果、②水圧効果、③浮力効果の3つがあります。それぞれについて説明しましょう。

①温熱効果

温泉は保温効果が高く、一般の家庭の風呂よりも温熱効果は高いのです。それは温泉水に溶けているイオンや化合物が皮膚を膜のように覆って、熱が逃げないようにするためです。

温泉は出てからもポカポカが続き、湯冷めがしづらいのはこのためです。

②水圧効果

水の中では水圧の作用によって内臓の負担が軽減されます。これは水の圧力で体が圧迫され、自然とマッサージ効果が得られるからです。

③浮力効果

水につかると浮力が作用して、体重は約10分の1になります。60キロの人ならたった6キロです。

体が軽くなる分、筋肉や間接への負担も軽くなります。

ですから水中歩行は関節リウマチや変形性関節症などのリハビリにも使われています。

②、③については一般の家庭のお風呂でも同様の効果が得られますが、①についてはやはり温泉ならではの特長といえるでしょう。

温泉成分のさまざまな効能

右記の3つのほかに、温泉には成分による効能というものがあります。温泉にはさまざまな成分が溶けこんでいます。その組成は各地の温泉によって異なりますが、殺菌作用、保湿作用、美肌作用、抗炎症作用、鎮静作用、皮膚組織の修復作用などさまざまです。

これらの効能は当然、各温泉によってそれぞれ独特なものがあり、また非常に多岐にわたります。

例を挙げれば神経痛、筋肉痛、関節痛、打ち身、慢性消化器病、痔疾、冷え性、疲労回復、高血圧症、動脈硬化症、切り傷、やけど、慢性皮膚病、慢性婦人病、痛風、胆石症など。

ただ、温泉というのはやはり自然治癒力の底上げに寄与するものですから、薬のように、それぞれの病気にピンポイントに効くというものではありません。その意味ではどの温泉にも総合的な健康増進効果があるのです。

医療機関も注目する「乾癬と温泉」

乾癬の方も湯治をされる方は多くいます。

乾癬には単純泉、硫黄泉、炭酸水素塩泉などがいいとされているようです。

北海道の豊富温泉は乾癬・アトピーの方の間では有名な温泉です。石油が混ざっていて油臭の強い、非常に珍しい温泉です。

ほかにも群馬県の草津温泉、福井県の天谷温泉、岐阜県の海津温泉、山口県の俵山温泉、岡山県湯原温泉、鹿児島県米丸温泉などは乾癬にいいとされる有名な温泉です。

これら温泉と乾癬の関係は、医療機関や専門家も注目しており、実際に研究を行っている大学や研究機関もあります。

また乾癬の方に積極的に湯治を勧めるお医者さんもいます。

なお、右に挙げた温泉ですが、同じ乾癬の患者さんの場合でも、泉質によって合う、合わないがあるようです。特に硫黄泉などは人によっては刺激が強すぎる場合もあるようです。ご注意ください。

温泉療法を家庭で手軽に

温泉療法が乾癬に与える効能はすばらしいものがありますが、1度、2度の入浴では効果を得るのは難しいのです。やはり先に述べた湯治のように、長期間滞在して継続的に入浴する必要があります。

しかし、仕事や家庭のある人にとって、長期間にわたって仕事や家を空けるのは大変なことでしょう。また、そのための出費もかなりのものになります。

仮に湯治に行く条件がそろっていても、乾癬の方の場合は自分の裸を人に見られるのは抵抗があるという人もいると思います。

実際、思い切って湯治に出かけたものの、ほかの温泉客から心ない言葉を投げかけられたり、ジロジロ見られたという人もいるのです。

乾癬は感染症ではないし、人にうつることなど絶対にないのですが、世の中には理解の足りない人が多いのも事実です。

しかし、鉱石イオン療法であれば、これらの問題をすべて解決できるのです。家庭で簡単にこの温泉療法ができるのが、鉱石イオン療法の最大のメリットです。

体を温めると病気が逃げ出す

『低体温と病気の関係』『体を温める方法』などとうたった本が、ベストセラーとなっています。

体を温めることで、免疫力・自然治癒力が増強され、自然と病気は体から逃げ出します。それはなにも目新しいことではなく、東洋医学では古くからずっといわれてきたことです。

それを現代、西洋医学の医師が科学的な解説を行ったことで、多くの方が納得し、広まったのだと思います。

これは大いに歓迎すべきことではありますが、私が申し上げたいのは本当に体を温めるということは、やはり一朝一夕とはいかないということです。

現に体を温めるといっても、中にはあまり効率のよくない方法、一時的な効果にすぎない方法も見受けられます。

特に乾癬の方の場合は、時間的にも精神的にも余裕がありません。鉱石イオン療法のように、なるべく効率よく、確実に体を温める方法を選ぶのが一番いいと思っています。

パート4

体験談　鉱石イオン療法で健康が蘇った人たち

先生のアドバイスが大きな力になりました

A・Uさん　男性　25歳

息子（25歳）は18歳からアトピーにかかり、体調まで悪い状態が続いておりました。薬を使って症状が治まっても、しばらくするとまた悪くなる……の繰り返しでした。しまいには仕事もできない状態になってしまったのです。

それが鉱石療法を始めてからは、半年もたたないうちに好転反応が現れたのです。途中二、三度のリバウンドはありましたが、最終的にはすっかりきれいになりました。体調もよくなり、本人も就職活動にも意欲的になりました。急に活動的になったことに私たちのほうが驚いて「急がずゆっくりやったら」と声をかけたことも何度かあったほどです。

おかげさまで商社兼メーカーに就職が決まりまして、毎日がんばっています。近々海外赴任も決まっております。

体調もずっと良好で、親子であんなに苦しんだのが信じられないほどです。

本人は今ではもう治って当然といった風でケロッとしていますが、町でアトピーの人を見かけると、思わず呼び止めて鉱石イオン療法のことを教えてあげたくなると申しております。やはり内心では厳しい山を乗り越えたという気持ちがあるのだと思います。

当時は治すことに夢中でしたので、いろいろなことを省みる余裕がありませんでしたが、今になってみると先生にいただいたアドバイスの重要さがしみじみと思い至ります。

本人にも先生のアドバイスの一言一言がスポンジが水を吸い取るように体の中にしみこんでいったようで、「絶対治るんだ」という確信につながっていったように思います。

本当にありがとうございました。本人ともども厚くお礼申し上げます。

★福井コメント……お母さんの多大な愛情が息子さんを救った

息子さんがステロイドを長く使用されており、若いのに体が疲れやすくなる傾向がありました。

息子さんは大変忙しく、私と直接連絡を取ることは難しかったのですが、お母さんがこの療法をしっかり理解して、それを息子さんに伝達してくださいました。好転反応も大変だったようですが、それを乗り越えて、元の健康体を取り戻しました。肌は以前よりスベスベした感じになったほどです。

今は商社マンとして海外でバリバリ活躍されています。今後は予防も兼ね、日々の生活管理をしっかり行っていただければと思います。

親御さんの偉大な愛情が息子さんを幸せな人生に導いたのだと信じています。

尋常性乾癬・爪乾癬がすっかりよくなった

M・Fさん　男性　39歳（口絵①）

尋常性乾癬と診断されて約1年半病院に通いステロイドを塗り続けましたが、まったく改善する様子が見られませんでした。

また爪乾癬もありました。でこぼこに変形し、穴のあいたようになっていて、爪が始まる半月上の白い部分、母爪がない状態でした。

爪切りで切ってもパチンと切れず、グシャっと切れる感じで、もはや爪ではありませんでした。

もちろん爪にも塗り薬を使用していたのですが、こちらも一向によくなりませんでした。

そんなときに福井先生の鉱石イオン療法を知り、訪ねることにしました。

そこで免疫の落ちた状態の体にステロイドを塗り続けることの恐ろしさを知り、ぞっとしました。

鉱石イオン療法を始めると、3日目ぐらいから皮膚が黒くなり、かゆみ、むくみなどの症状が出始めました。好転反応だと思います。

しかし、その後は徐々に改善。爪も療法を開始してから4ヶ月目で母爪ができてきて、それからはちゃんと健康そうな爪が生えてきたのです。

本当にこの療法に巡り合えたことに感謝しています。

★福井コメント……自己管理と親御さんのサポートで克服

爪は物をつかむ支えですから、爪乾癬を発症すると日常生活も大変です。さぞおつらかったかと思いますが、自己管理をしっかりされたこと、また親御さんがサポートされたことにより、自然治癒力を引き出し、克服に至りました。爪も健康な状態を取り戻すことができてよかったと思います。

先生の本に出合えて心から感謝

M・Tさん　42歳　男性

先生にはいつもお電話で相談に乗っていただき、とても感謝しています。おかげさまで息子の乾癬が大変よくなり、肌もつるつるになりました。

鉱石イオン療法のことを本で知り、息子と二人で先生に会いに行ったのは去年の5月でした。

当時は最高にひどい状態で頭の中はパニックといった感じでした。首から下は全部真っ赤に腫《は》れていて、親の私でも思わず目をそむけたくなるほどでした。

先生のところでいろいろ写真を見せていただき、自分たちばかりでなく、多くの人が苦しんでいるのだと知り、驚きました。

改善例も見せていただきましたが、正直、この子も他の人のようによくなるのかと不安が先に立ちました。

ところが療法を開始して1ヶ月もすると、肌がきれいになってきたではありませんか。それを見たときは、思わず「ワーッ」という声が漏れ、目からは涙があふれ出しました。

本当にこの療法に救われました。

先生の本に出合えていなかったら、今でも強い薬を使い続けるしかなかったと思います。

今後はあの赤く腫れた体には二度と戻らないように、先生に教えていただいたことを守って、大切な体を守ってほしいと思います。

本にある通り、ストレスが一番よくないらしいですから、自分で気をつけるしかないと思います。

本当によくなった息子の体を見て、親として力になれたことを、いつか感謝してくれる日が来るだろうと楽しみにしています。

そしてもちろん先生には親子ともども、心から感謝しています。

全国にはまだまだ乾癬に苦しんでいる方が大勢いるそうです。

一人でも多くの方が鉱石イオン療法に出合って、健康体を手に入れていただきたいと願わずにいられません。

★福井コメント……家族の支えが回復の決め手となった

結婚されている男性ですが、カウンセリングに家族全員が参加され、みんな一丸になって、離脱期を乗り越えられました。

「家族の支え」ということも、順調な回復にとって非常に大きなウエートとなります。

この方の場合もご家族が本当にすばらしかったと思います。

皮膚が復活!!　これからも鉱石イオン療法を続けます

C・Hさん　68歳　女性

平成17年2月、足の太股に赤い湿疹ができました。最初はひどくなかったのですが、そのうち背中やお腹にでき始めました。

痛みもかゆみもないのですが、これは大変だと思い、皮膚科に行きましたところ、乾癬と診断されました。

いろいろと塗り薬を出してもらい、それを塗ったのですが、ちっともよくなりません。肌がカサカサに粉を吹いて、フケのような白い粉が落ちました。

再び皮膚科に行くと、今度は飲み薬を処方されました。しかし、薬を飲んで2日ほどすると足のかかとがむけてきてびっくり。そしてまた皮膚科へ……。その繰り返しでした。

一向によくなる様子がなく、このまま一生、乾癬と付き合って行くのかと暗い気持ちでいっぱいでした。

そんなとき、新聞で福井先生の本を知り読んでみました。この療法で今度こそよくなるのではないかと思い、早速お電話して開始することにしました。

2ヶ月ほどたつと反応が出始め、赤みが徐々に消えていきました。そして10ヶ月たった頃にはすっかりきれいになってしまいました。

本当に先生には感謝しています。これからも鉱石イオン療法を続けていきたいと思っています。

★福井コメント……ご主人の愛情と理解で回復

女性の場合は、家事をしながら、乾癬と闘うわけですから、精神的な負担もかなりのことお察しします。

この方の場合は、ご主人の愛情と理解によって、希望が現実に変わりました。おめでとうございます！

娘と孫、親子できれいになりました

A・Yちゃん　男児　3歳

孫は生後すぐにアトピーと診断されました。発疹とガサガサがひどく、赤ちゃんなのに見るも痛々しい肌の状態でした。

かゆみがあるのか、夜もすぐ起きて泣き、なかなか寝付けないことも多くありました。それが鉱石イオン療法に取り組んでからは、本当に劇的に肌がきれいに、本来の赤ちゃんの肌に戻ったのです。

お風呂は朝夕2回、15分ぐらい入っています。以前はお風呂をいやがってバタバタしていたのですが、今は人が違ったようにおとなしく、ゆったりと湯船に身を任せています。鉱石イオン風呂が大好きなようです。

ほかには食事療法、ステロイドの短期使用も併用しました。改善にはこれらの相乗作用もあったと思っています。

母親である娘も本当に喜んでいます。

孫のアトピーがひどいときは母親も疲れていたのでしょう、肌も荒れていた感じでした。

それが孫と一緒にお風呂に入っているうちに、娘の肌もしっとり、つるつるの肌になっており、驚きました。

今では親子で入浴が楽しみになっているようです。

本当にこのたびはありがとうございました。

★福井コメント……家族の絆がポイントに

生後すぐからアトピーに悩まされ続けたお子さんのケースです。おばあちゃんはお孫さんのことに大変心を痛め、薬に頼らず、なんとかしてあげたいという一心から、私のところを探し当てたそうです。

家族の絆ともいえる、愛情リレーで見事回復されました。

92歳でもきれいな皮膚に戻った

Y・Nさん　男性　92歳

乾癬の発病は、長い闘病生活をしていた妻の看病が長期間にわたり、この間、非常な精神的苦痛があり、また肉体的疲労などが重くなったことが、きっかけだったのではないかと思っています。

朝、起きて顔を洗っているときに頭皮の生え際になにかポツンと盛り上がったものがあることに気づきました。それから赤い湿疹が始まり、広がっていきました。

皮膚科に行ってみると、塗り薬を出され、それを塗ると治るのですが、止めるとまた出てくるのです。別の皮膚科に行っても同じ。結局、何軒もの病院を巡ったものの、治りませんでした。

そのようなときに、友人が「自然療法で克服できる本がある」と福井先生の本を持ってきてくれたのが、私の運命を変えるきっかけとなりました。

早速、福井先生に電話を入れ、息子と一緒に来院して説明を聞いて、自宅で始めてみました。

やはり最初は好転反応が出てきて、大変つらい思いをしましたが、息子の励ましで乗り越えることができました。また、くじけそうなときは福井先生に何度も電話をかけてしまいましたが、その都度励ましていただき、大きな勇気をいただくことができました。

この歳で治るとは、夢のようです。乾癬になって、6年目でやっと決別することができました。

乾癬にかかったときは私にとって人生の大きな分岐点と感じています。亡き妻のお墓にも報告しました。福井先生には心から感謝します。

★福井コメント……偉大だった自然治癒力の力

自然治癒力を引き出すことによって、92歳という高齢でも回復できるのです。

私自身もあらためて、この鉱石イオンのすばらしさに感銘を受けました。

せっかく取り戻した健康ですから、今後も末永くお元気で過ごしていただきたいと思っています。

インフルエンザ接種で発症。塗り薬のリバウンドにも苦しんだが……

Ｆ・Ｍさん67歳　女性（口絵③、④）

２０１０年、秋、新型インフルエンザの予防接種を受けて３日ぐらい後、太股に細くて赤い線状の発疹ができていることに気づきました。

この日から約９ヶ月間、かつて聞いたこともなかった「乾癬」という病気との闘いが始まりました。

最寄りの皮膚科で診察を受けました。ステロイド剤の塗り薬が処方されましたが、症状はよくなるどころか、腕や足全体、胴体と赤い発疹は日増しに広がっていきました。

すると塗り薬だけでなく、飲み薬が処方されました。説明書を見ると強力なステロイドでした。

しかし、それを飲んで約1ヶ月たっても、症状はよくなるどころかひどくなる一方で、両足はパンパンに膨れ上がり、紫色に変色して、近くのスーパーへの買い物も行けないほどの状態になってしまいました。

年が明けた２０１１年1月初旬、やむなくある公立病院に入院。この病院では「紅皮症」（後に組織検査で尋常性乾癬とされる）と診断されました。聞き慣れない病名でした。

点滴を受ける一方で、頭から首、腕、胴体、足など、体の部位ごとに異なるステロイド軟膏を塗り続けました。

10日ほど入院し、退院する頃には、赤く腫れ上がっていた両足も大分、元の状態に戻り、ふつうに歩けるようになりました。

しかし、ほっとしたのもつかの間、軟膏を塗ると症状は一時的に収まるものの、別のところにまた新しい発疹が現れるといった具合で、まるでいたちごっこの状態になってしまったのです。

この皮膚病は今まで処方された薬では治らないのではないか――やがてそんな疑問

を持つようになりました。

なにか別の手がかりはないものか……。足はある大きな書店に向かっていました。書棚にあった一冊の本を見つけて手に取ったのが福井先生の『乾癬を自然治癒力で克服する本』でした。このときは、独断で薬はすべてやめていました。

家に帰って一気に読み終わり、すぐに福井先生に電話をしました。さっそく翌日、先生の所を訪れて、発症のきっかけや今までの経緯をお話しました。

福井先生はとても丁寧にわかりやすく、鉱石イオン療法の説明をしてくださいました。

その日から療法を開始。先生のアドバイス通り、朝夕2回の入浴と保湿クリームを頻繁に塗り続けました。時間に余裕のないときは熱めのお湯で足湯を行いました。足湯を行うとお小水の出がよくなるような気がしました。

しかし、先生のおっしゃった通り、1ヶ月あまりは強烈な好転反応に苦しみました。それまであまり症状が出ていなかった顔と手首から指にかけても真っ赤に腫れ上がり、同時に高熱と悪寒にも襲われました。これから一体どうなるのかと泣きたい気分でした。

でもそんなときは、先生の本を何度も読んで自分を励ましました。掲載されているいろいろな方の体験談はとても役に立ちました。

6月の初旬にはあれほどひどかった手足の腫れが引き始め、同時に鱗屑《りんせつ》もグッと減り始めました。

7月に入って先生のところに伺うと「きれいになりましたね」といっていただきました。

この言葉をもって私と乾癬の長い闘いに終止符が打たれたような気がします。

今後は健康維持のためビタミンCやミネラル、必須アミノ酸などが十分取れるように食事バランスに気をつけていきたいと思います。

思えば本当につらい闘いでした。肉体的にも精神的にも日常の生活を続けていく上でも、病気との闘いであるとともに、自分との闘いでもありました。

はからずもこの病にかかってしまった方が、一人でも多く、福井先生、そして鉱石イオン療法と出合うことができますよう、お祈りいたします。

★福井コメント……つらい症状に耐えて健康に

鉱石イオン療法を始めるとまもなく浮腫が起こってきますが、これはそれまでステロイドで抑えられていた血流が回復したためです。

一時的な現象とはいえ、かなりつらい思いをされたはずですが、よくがんばっていただきました。

会社も退社して療法に専念されたこともあり、元の健康体を取り戻されました。すばらしいことです。

私の乾癬闘病記——暗澹《あんたん》たる日々から喜びの毎日に

H・Yさん　男性　72歳（口絵②）

第二の人生と乾癬の発病

38年間のサラリーマン生活に終止符を打ち、第二の人生として新築分譲マンションの管理人の仕事に就きました。多忙でしたが、まだまだ社会に貢献できることに大きな喜びを感じる日々でした。

しかし、いろいろな居住者に対して気配りと迅速な対応を迫られる仕事に、知らずしらずのうちにストレスがたまっていたのかもしれません。

２０１１年の3月に入る頃、頭部全般にブツブツと吹き出物ができるようになりました。市販の塗り薬を塗布して処置してきましたが、フケが多量に落ちるようになり、一向に治る気配はありませんでした。

そこで病院の皮膚科に行ったところ、塗り薬を処方され、またシャンプー剤の指導を受けました。

しかし、いつになっても治癒する気配はなく、しばらくすると頭部にかゆみが増し、大きめのフケが毎日のように落ちるようになりました。さらに右の膝頭脇には紅斑が現れるようになりました。

そこで別の皮膚科専門病院で診てもらったところ、「これは尋常性乾癬です」と聞きなれない病名を告げられました。

治癒するにはかなりの期間の通院治療が必要といわれ、２種類のステロイド剤とビタミンD剤が処方されました。

その日から週１の通院が始まりました。

５月に、勤務しているマンション周囲の植栽を剪定《せんてい》中、茶毒蛾の幼虫（１ミリぐらいの毛虫）に左手首から腕を刺され、発熱し赤く腫れ上がりました。

皮膚科で見てもらうと、注射をされ、またまたステロイド剤を数種類、処方されました。

しばらくすると腫れ上がって猛烈なかゆみをともなっていた患部は治癒したのですが、その数日後、刺された患部と両肘、膝頭に小さな紅斑がいくつも現れ、徐々に広がり始めました。

その後は通院するたびに違うステロイド剤が処方されましたが、一向に治癒する気配がありません。

薬局のベテラン薬剤師さんに大学病院での治療を勧められ、S医大の皮膚科に相談に行きました。15分ほどの診察で、「尋常性乾癬はかなり治りづらい疾患です」といわれました。さらにこの病気の原因は現時点の医学では解明されていないともいわれました。

「かなり長いお付き合いになるのであせらずに通院してください」といわれ、途方に暮れてしまいました。

それからも毎週のようにS医大への通院を続けました。診察は毎回10分程度で、ステロイドの処方は5種類に及びました。不審に思い、ネットで薬品名を検索してびっくり、なんと強さによって5ランクあるステロイドのうち、一番強いランクのものが処方されていたのです。

しかし、紅斑は広がり続けるのです。背中や胸部乳首周辺にも症状が出始めました。毎日のように大きめの鱗屑が落下し、その量は多くなる一方でした。

気持ちは暗澹とするばかり。イライラする日が多くなり、家族もさぞ閉口したことと思います。

次第に私には「当たらずさわらず」の対応をとるようになりました。

わずかな救いとしては、患部のかゆみがほとんどなく、食欲も落ちることはなかったことです。

猛暑の７月、８月は汗を拭うせいか、顔面や両外耳、首周り、両腕の一部にも頻繁に小さな紅斑が現れ始め、ポロポロと鱗屑が落ちてくる始末で、本当に見てくれが悪く、次第に昼間の外出を避けるようになっていました。

それでも時には近隣の知人などに出会ってしまい、病状の説明をするたびにかなりの苦痛と恥ずかしさを感じたものです。

一生、忘れられない福井先生との出会い

そんなある朝、家内が読売新聞に載っていた『乾癬がよくわかる本』という書籍広告を見つけ、私に知らせてくれました。わらをもつかむ気持ちで早速、書店から取り寄せ、繰り返し読みふけりました。

そこでようやく乾癬という皮膚疾患の全容が見えてきた気がしました。

しかし、ネットなどで検索すると、さまざまな情報があり、なかなかこの療法に踏

み切る決断がつかずに、悶々《もんもん》として時が過ぎていきました。

そんな折り、第二の就職先である管理人を70歳で定年退職。その1週間後、思い切って福井先生にお電話をさせていただきました。

先生は私の話を丁寧に聞いてくださり、その電話で予約をとりました。しかしこの時点では正直いってまだ半信半疑でした。

当日、駅からタクシーに乗ったのですが、なんとそのタクシーに大切な手帳を忘れてきてしまったのです。

領収書もなくタクシー会社もわからずに困っていたところ、なんと福井先生自ら、タクシー会社に電話をかけてくださったのです。

その上、駅まで先生の車でそのタクシーを探しに向かっていただき、再び携帯で連絡をとってくださったのです。

その結果、無事手帳は戻ってきました。この先生のご親切と温かい対応には、敬服の念を持って一生忘れることができなくなりました。

その後、カウンセリングをしていただきましたが、1時間の間、先生は常ににこやかで懇切丁寧に接してくださいました。

そして、鉱石イオン療法を始めることになったのですが、正直にいってまだこの時点で「このような療法で本当に大丈夫なのだろうか」という気持ちでした。

とにもかくにもその日の夕刻から早速、療法を開始しました。

温浴は1日3回、15分から20分ぐらい、ゆったりした気持ちで行うようにとの指示でしたが、自宅の浴槽でこんなに時間をかけて入浴したことのない私にとっては実に苦痛なことでした。

ステロイドの離脱に苦しむ

ほかにアドバイスされたのは、禁酒・禁煙、食事、就寝時間の厳守、生活習慣の改善などです。

つらかったのは禁酒でした。毎年の健康診断や人間ドックでは健康そのものでしたから、飲酒の習慣だけはどうにもやめがたく、何度もくじけそうになりました。

しかし、半月ほどするとなんとか乗り越えられるようになりました。

ステロイド剤はやめました。まったく使用を止めてから数日後、首周り、背中一面、乳首周辺、両腕、両太股、両下肢などに紅斑が一挙に広がり始め、臀部《でんぶ》はまるで猿山のニホンザルのような状態になってしまいました。

両足首にも点々と出始め、手の甲と指は黒ずみ始め、炎症を起こして手袋をするのも困難となり、さらには手の甲、肘、膝頭に物が当たろうものなら悲劇で、皮膚は裂け、血がにじんでくる始末です。

手指の爪はボロボロになり、体中が赤く盛り上がり始め、大きな鱗屑が層状になって落ちていきました。

外出した後は、玄関先で洋服に付着した鱗屑を払い落とさなければ入室できないほどとなり、払い落としたあとは一面が白くなるほどでした。

家にいるときも体を動かすたびにあちこちに鱗屑が白く目立つので、掃除機との追いかけっことなり、粘着テープが手放せなくなりました。

浴槽は鱗屑が浮き出し、目の細かい網でしょっちゅうすくいとらなければなりませんでした。それを行っても入浴後の湯はなんとなく白く濁っていました。

入浴前後に鏡に映った我が姿には、ぞっとして顔を背けたくなりました。重なり合った紅斑は層状に盛り上がり、まるで動物園のキリン模様です。皮膚はめくれ上がり、ザラザラ。ゾウの皮膚です。

あまりにもひどい状態に動転し、電話で先生に窮状を訴え、11月に相談にうかがいました。

先生のお話をうかがうと、そのときはなるほどと得心するのですが、だからといって状態が変わるわけでもなく、本人の気持ちにもなってくださいと叫びたくなるのが本音でした。

入浴だけが心のよりどころ

その後、１ヶ月間は悶々とした日々が続きました。

ある日あまりにくさくさするので自転車で買い物に出かけたところ、臀部がヒリヒりとし始めました。なんとその夜、皮膚全体からベタベタの体液が多量に出て、下着はもちろんパジャマ、シーツまでぐしゃぐしゃになり、ぼう然といたしました。一瞬、おもらしでもしたのかと思ったほどです。

その後、2日間は大人用のオムツの世話になる始末。こんなつらく、みっともない思いをしたのは生まれてこの方、初めてのことでした。

この件は先生にも電話で報告し、励ましていただきましたが、この頃が経験者でなければわからない、一番つらい時期でした。

しかし入浴中だけはなぜか気分が爽快でした。稲葉の白うさぎが蒲《がま》の穂に包まれた気分で、鼻歌まじりでじっくりと湯船につかるようになっておりました。朝1回、夜1回の入浴が楽しみになっていました。

そして感動の改善へ……

そして12月に入ると、顔、首、肩の紅斑が少しずつではありますが、消え始め、鱗屑が徐々に細かくなってきたのです。恐々鏡に映してみますと、なんと層状に盛り上がっていた紅斑がかなり薄くなっていました。

いい年をして「やった〜！」と叫んでしまいました。明るい燈明がともされたような気分でした。

このあたりから日を追って確実に紅斑が薄くなり、鱗屑は激減していきました。不思議なことに体の上部からきれいになっていきました。

昼間の外出も可能になり、気分も晴ればれとしてきました。

12月15日、３度目の訪問。先生もビックリされるほど完治に近づいていました。帰りがけに先生に「いいお正月が迎えられますよ！　よかったですね」といわれ、飛び上がるほどうれしくなりました。

年が明けても３ヶ月ほどは鉱石イオン療法を続け、禁酒、食事指導も守りました。

定期通院している歯科、眼科の先生方や散髪店からは「本当にきれいな肌が戻ってきましたね」と賞賛の声をかけられるようになりました。

そして４月25日、いよいよ先生に喜びの最終報告ができる日がやってまいりました。

可能な限りの処方を捜し求めて1年あまり、先生に出会えたことを心底から感謝している毎日です。

現在、朝夕は愛犬二頭との散歩も堂々と半そで姿で楽しく、行きかう人たちとの会話も弾んでおります。

書きたいことはまだたくさんありますが、あまりにも長くなりますのでこの辺でキーボードから手を離します。

全国の乾癬患者のみなさん、必ずよくなりますよと呼びかけたい気分です。

★福井コメント……厳しい好転反応を乗り越えて健康な肌に

現役時代は大変忙しく活動されていた方ですが、定年退職後に、乾癬を発病。最終的に全身に広がり、薬も効かない状態になってしまったのです。乾癬がカサブタ状になって肌にこびりついて、不快さに悩まされておられました。

なんとしても体質を改善したいという思いで、鉱石イオン療法を開始。

奥さんの献身的な協力と本人の強い意志によって、厳しい好転反応を乗り越え、元の肌を取り戻すことができました。

これからは、人生の楽しみを精一杯堪能していただきたいと思っています。

パート5

日々の生活で「免疫力」を高めるコツ

乾癬を克服するために必要なこと

乾癬の原因については医学的に解明されていないものの、免疫の異常が指摘されていて、その引き金となっているのがストレスが大きな要因だと述べました。

であればまずは、ストレスを引き起こす原因をなるべく少なくする工夫・努力が必要です。もちろん、前述の通り、職場や近所の人間関係など避けられないストレスもありますが、それでもなるべくストレス解消に努めることが必要です。

また、ストレスを解消・緩和するためには睡眠も無視してはなりません。私は長年、乾癬の方のカウンセリングを行ってきましたが、生活の不規則な方、睡眠状態が悪い方が多いのです。それを見直すことによって自然治癒力も上がってくるのです。

さらに乾癬に打ち克つには心の問題も大事です。乾癬の方は、外見上の悩みを抱えた上、生活における不便・不都合という苦難もあります。

しかし、その悩みがさらにストレスとなって乾癬を悪化させる場合もあるのです。

とはいえ、急に心を明るく保つというのもなかなか難しいでしょう。

本章では、乾癬を克服するための生活のコツ、心の持ち方などについてみなさんと一緒に考えていきたいと思います。

自然との触れ合いがストレスの解消に

実は乾癬の方には非常に真面目で仕事熱心な方が多いのです。熱心さのあまり、仕事のことで頭がいっぱいになって、家に帰ってもくつろげない、休みの日も仕事のことが頭を離れないという方が多くいます。

あるいは人間関係で悩んでいる人も少なくありません。これも本人の生真面目さから来る場合が多いように見受けられます。すなわち「自分はこんなに一生懸命やっているのに、あの人はなぜ同じようにできないのか」「この人はなぜこうもいい加減なのか」と思ってしまうのです。

確かに世の中にはちゃらんぽらんな人、嫌なことをいう人、自己のことしか考えられず人を攻撃してくる人、いろんな人がいるものです。

ただ、それを家にまで持ち帰って悶々《もんもん》と悩むことは、あなたの心と体を傷つけているのと同じなのです。

そんなレベルの低い人のためにあなたの大事な健康にダメージを与えるのはもったいないことです。

どうか自分を愛し、大事にするためにも気持ちを切り替え、ストレスを解消してください。

平日は忙しくても、せめて土日はくつろげるように工夫しましょう。趣味を持ったり、出かけたりするのもよいでしょう。

特に自然と触れ合うことはお勧めです。自然と触れ合うだけでストレスはかなり緩和されます。

またときには悩みや愚痴を聞いてもらう人も必要でしょう。当院にお越しになる方に対しては、私は生活や心の問題、悩みごと全般について相談に乗らせていただいています。

欠かせない家族の理解と協力

乾癬の方は落屑《らくせつ》がありますから、部屋の掃除も大変です。掃除を担当する人も大変ですが、どうかすると心ない言葉を投げかけてしまうケースも少なくないのです。見守るご家族も大変でしょうが、一番気に病んでいるのは本人です。そうでなくても症状でつらいのに、家族に迷惑をかけているという申し訳なさでいっぱいになっています。

どうか大らかな気持ちで見守ってあげてほしいのです。落屑があっても黙って拾ってあげてください。

「なんでこんなに落ちるの」などと責めるようなことをいったのでは、ますます症状の悪化につながってしまいかねません。

鉱石イオン療法を続ければきっと明るい未来が見えてくるはずですから、その日をめざして家族で力を合わせてがんばってください。

「早寝早起き」など生活を根本から見直す

前述のように乾癬の方は生活が不規則になっているケースが少なからずあります。その場合は、まずそこから見直すことから始めてください。

当たり前のようですが、やはり早寝早起きは大事です。夜は9時から10時には就寝しましょう。「そんなに早く眠れない」という人もいらっしゃるでしょうが、そのような場合はまず朝早く起きることから始めてみてください。早朝5時、6時に起きて朝の光を浴びれば、1日を気分よくスタートさせることができます。

日中は仕事や家事、それぞれの活動・業務がおありでしょうが、夜はゆっくりとくつろぎましょう。

食事は3食しっかりとり、軽い運動も取り入れたいものです。

なんだか子どもの夏休みの生活目標のようですが、規則正しい生活は健康維持にとって本当に大事なこと。ないがしろにしてはいけません。生活リズムを整えることはすべての健康の基盤です。

鉱石イオン療法で快適な睡眠を

乾癬にかかる方は不眠症の方が実に多くいます。ひとつには痛みやかゆみなどの身体的な症状によって眠りが妨げられる場合です。もうひとつは乾癬患者の使用するステロイド剤の副作用です。

これとは別に病気の悩みでなかなか寝付けないという人もいるでしょう。さらには不規則な生活を続けていると睡眠の質も落ちます。

不眠状態があまり長く続くと、集中力や判断力が衰えるほか、うつ状態になるなどの問題が起こります。

不眠状態にある人は、１日も早く解消するよう努めましょう。

鉱石イオン療法を行うと、それだけで睡眠の質がよくなってくるのです。多くの方が「ぐっすり眠れるようになった」とおっしゃっています。

よい眠りのためには寝る1、2時間前にぬるめのお風呂に入ることがいいのです。

また、先に述べた早寝早起きも不眠を解消する上では欠かせません。

もし夜中に何度も目覚めてしまうという場合は、昼間20分程度昼寝をして睡眠不足を解消しましょう。昼寝も何時間もしっかり寝てしまうのはよくありませんが、20分程度なら夜の眠りを妨げることはありません。

適度な運動を心がけよう

乾癬の場合でも、軽い運動を取り入れることは大事です。運動により血行がよくなり、冷えも解消されます。

実際、アメリカでは適度な運動は乾癬のリスクを下げるという報告があります（米国ブリガム・アンド・ウィメンズ病院の行った調査）。この調査では対象者は女性に限定されていますが、男性でも同じだと思います。

ただ、あまり激しい運動や、かなり汗をかくような運動はお勧めできません。散歩やウォーキングなどがお勧めです。最初は10分、20分から始めて、できるようなら少しずつ時間を長くしましょう。

一番大事なことは続けることです。1日何歩とか、何時間と決めてしまうと、かえって挫折しやすくなってしまいます。気分の乗らないときは1日5分でも10分でもいいのです。

乾癬の方の場合は体調にも波があるでしょうから、くれぐれも無理は禁物です。できる範囲で無理なく行いましょう。

あなたの食生活をチェックしよう

食事はとても大事です。というのも食事が乾癬発症の引き金になることもあるし、また食事によって乾癬が悪化することもあるからです。

乾癬患者は欧米に多く、かつての日本では少なかったと述べました。しかし、近年日本でも乾癬が増え始めているのは、食生活の欧米化と無関係ではないと思います。

まず食生活を見直しましょう。脂たっぷりの肉、バターやアイスクリームなどの乳製品、揚げ物、マヨネーズやこってりしたドレッシング、スナック菓子、ファストフード、ピザ……こういったものを頻繁に摂取していませんか?

また砂糖(白砂糖)も乾癬を悪化させます。

まずはこうした食べ物をなるべく避けることから始めてください。

その上で何を食べればいいか……となると、やはり伝統的な和食が一番です。ご飯に味噌汁を基本とし、旬の野菜をたっぷりいただきましょう。

その際、生野菜に油分たっぷりのドレッシングという食べ方ではなく、煮物や蒸し野菜といった食べ方にしましょう。

タンパク質は豆や魚介類からとります。肉は控えめにしましょう。

油に注意! 体にいい油を

それから油に注意してください。ラードやマーガリンなどには「トランス脂肪酸」

という油が多く含まれています。これは動脈硬化や心臓疾患、がんなどの引き金となるだけでなく、免疫機能への悪影響も指摘されています。

トランス脂肪酸は欧米では厳しく管理されており、表示義務もあるのですが、日本ではあまり問題視されることは少ないようです。

しかし、乾癬の改善のためにはより厳しい食事管理が必要です。トランス脂肪酸の入ったものはなるべく避けましょう。

トランス脂肪酸はラード、マーガリンのほか、ファストフード、市販のクッキーなどのお菓子やパン、パンに塗るスプレッド、レトルト食品、インスタント食品などにも含まれます。

一方、体にいいとされる油は、シソ油（えごま油）、亜麻仁油、ココナッツオイル、オリーブオイルなど。ただ、これらも取りすぎはよくありません。

また魚に含まれる油であるＥＰＡ、ＤＨＡは、血中の中性脂肪を減らしたり、脳卒中や心疾患の予防効果があるとされますが、実は皮膚炎にもいいとされているのです。積極的に摂取したいものです。

どちらもイワシ、サンマ、サバなどの青魚に多く含まれます。

喫煙と飲酒は極力控える

これはどちらもなるべくお控えいただきたいのです。

中には「タバコだけはどうしてもやめられない」「酒をやめろというのならこの療法をやらない」などとおっしゃる方もいるのですが、やはりこの2つは乾癬の悪化因子となります。続けていては改善は難しいのです。

完全に断つということでなくても、極力控えることから始めてみましょう。そのうちに「タバコを吸っているとなかなかよくならない」「酒を飲むとかゆみが増すような気がする」などというように、体の声がわかるようになります。

これらはどちらも習慣性によるものが大きいので、吸いたい、飲みたいという衝動が起こったとき、なにか代わりになるものがあるとよいのです。

ハーブティを飲むとか、少量のナッツを口にするなどもいいでしょう。またイライラを収めるためにはアロマやお香を活用してみるのも一法だと思います。

抗酸化力の高い食品を食べる

乾癬の方には特に抗酸化力の高い食品をしっかりとっていただきたいのです。

前述したように、活性酸素は紫外線、薬品、電磁波、タバコ、ストレスなどで増えるといわれています。ですから活性酸素の発生を抑えるためにもこれらに気をつけることは大事です。とはいえ、現代生活ではなかなか難しいこともあります。

このため、抗酸化作用のある食品を日頃からしっかりとることが、乾癬の改善のためにとても重要なのです。

抗酸化作用のある成分を抗酸化成分といいます。トマトに含まれるリコピン、ブルーベリーに含まれるアントシアニン、お茶に含まれるカテキンなどは、よく耳にする抗酸化成分です。

ほかにもそばに含まれるルチン、大豆に含まれるイソフラボン、ウコンに含まれるクルクミン、緑黄色野菜に含まれるベータカロテン、唐辛子に含まれるカプサイシンなどがあります。またビタミンC、E、A、B_6にも抗酸化作用があります。

これらの成分は野菜や豆類に多く含まれますから、いずれにしても前述した野菜たっぷりの和食を食べていれば自然と摂取することができます。

添加物をできるだけ避けよう

一昔前に比べて、私たちの食生活は本当に豊かになりました。いつでも食べたいときに食べたいものが手に入ります。しかし、それを可能にしているのが食品添加物の存在です。

加工食品や市販の惣菜、お弁当がこれほど簡単に手に入るのは、添加物のなせる業なのです。添加物は食品の日持ちをよくし、おいしそうな色や香りをつけ、また味をよくしてくれる〝魔法の粉〟です。

しかしその一方で、危険性も指摘されています。保存料のソルビン酸、タール系色素、ハムやソーセージの発色剤に使われる亜硝酸ナトリウムなどは、発がん性が疑われる物質です。

発がん性とまでいかなくても、添加物は体にとっては異物であり、活性酸素を生み出す原因にもなります。ですから乾癬の改善のためには添加物の摂取をなるべく控えるようにしたいものです。

添加物が多く含まれる食品は、ハム・ソーセージ、ちくわなどの練り製品、菓子パン、ジュース、菓子類、漬け物、レトルト食品、インスタント食品など。それから市販のサラダドレッシング、○○のタレ、○○鍋の素といったものにも多く使われています。また、コンビニ弁当やサンドイッチ、おにぎり、市販の惣菜にもかなりの添加物が含まれています。

いずれにしても弁当、惣菜、加工食品を買うときは、どんな添加物が使われているか、表示をしっかり確認してから買いましょう。

注意したいのはできたて弁当、ファストフードです。これら「その場」で作って販売する食品には添加物表示の必要がありません。ですからどんな添加物が使われているかわからないのです。表示がない分、あまり気にせず食べてしまっているかもしれませんが、使われている添加物は決して少なくありません。

外食も添加物の表示義務が不要です。チェーン展開をしていてセントラルキッチンで作っているようなところ（居酒屋やファミリーレストラン）では、やはり添加物が使われています。

やはり手作りが一番です。もちろん忙しいときや疲れているときなど、たまにこのようなものを利用するのはいいのですが、日常的に食べるというのはやめたほうがいいでしょう。

腸内環境と免疫との密接な関係

乾癬は免疫と大きくかかわっている病気だと述べましたが、この免疫に大きな役目を果たしているのが腸なのです。

なぜならば腸は人体において最大の免疫器官といわれているからです。腸には免疫細胞が集中しています。実に免疫システムの７割が腸に存在するといわれているほどです。

なぜ腸にそれほどの免疫細胞が集中しているのでしょうか。腸は外から入ってくる飲食物を吸収する器官ですが、外からは細菌やウイルスも侵入してくるわけで、これらは体内に吸収せず、排出しなければなりません。

もちろん皮膚粘膜や胃でも細菌やウイルスをブロックしているのですが、それでもすり抜けてしまうものもあるため、その後ろに控える腸において強力な免疫能力を有しているのです。

それでも退治しきれず、血液に入ってしまうと今度は血中の白血球が出動してこれをやっつけます。しかし、そのためには体はかなり負担をしいられ、免疫力は低下します。

であれば、免疫力のためにも腸内環境を良好に保つことはとても大事です。

腸には腸内細菌といって菌が棲《す》みついています。その数１００兆個というのですから驚きです。これらは栄養成分の分解・消化・吸収にかかわるほか、有害物質の分解などさまざまな働きをしています。

これら腸内細菌には善玉菌と悪玉菌、中間の立場の日和見菌があり、腸の中に花畑のように広がっています。

この善玉菌が優勢になると腸内環境は良好なのですが、悪玉菌が優勢になってしまうと便秘、肌荒れなどの症状を引き起こすだけでなく、免疫力が落ち、さまざまな病気の引き金になってしまいます。

食生活を変えて善玉菌を増やそう

ではどうしたら善玉菌を優勢にし、腸内環境を良好に保つことができるのでしょうか。

大事なのはやはり食生活の見直しです。

肉類、バターなど動物性脂肪の多い食品は悪玉菌を増やしてしまいます。これらは控えめにしましょう。

そして野菜をしっかり食べること。その際、ごぼう、れんこんなど繊維質の多いものを食べると便通がよくなり、腸内環境も改善されます。小松菜、ほうれん草などの緑黄色野菜も大事です。

バナナやきのこ、プルーンなども便通の改善にいいものです。

さらに善玉菌を外から補うという方法もあります。善玉菌の代表選手にはビフィズス菌や乳酸菌などがありますが、これらをたくさん含むヨーグルトを食べるのもよいでしょう。

食生活について長くなりましたが、これらは乾癬の改善のためにぜひ必要なことであるとともに、肥満やメタボ、高血圧や各種生活習慣病の予防にも欠かせないものです。食生活を変えただけで、他の持病の状態までよくなったという人もいます。

今まで食にあまり関心を持ってこなかった人も、１回きちんとした食生活を確立すればそれは一生ものとなりますから、ぜひ、真剣に取り組んでいただきたいと思います。

乾癬に克つ前向き遺伝子～あとがきに代えて

本書の最後に「乾癬と遺伝子」の話をさせていただきます。

遺伝子というと生まれつきのものというイメージがあるかもしれませんが、人間の体は60兆個の遺伝子が詰め込まれた細胞から成り立っていて、その遺伝子にはまだ未解明の部分が多いのです。

しかし未解明ゆえに、その解明されていない部分にとてつもなく大きな可能性が秘められているかもしれないのです。

遺伝子の中にはできれば眠ったままでいてほしいものもあれば、ぜひとも目覚めてほしいものもあります。

たとえば「発がん遺伝子」などは誰もが情報としては持っているものです。しかしがんになる人とならない人がいるのは、発がん遺伝子にスイッチが入るかどうかの違いです。

たとえがんと宣告されても前向きなものの見方、つまりプラス思考を持つことによって遺伝子をいい方向に働かせて、奇跡を起こすことも可能なのです。

この世の中には一人として同じ遺伝子の人間はいません。人はそれぞれ違っていて、すべての人がすばらしい可能性を持っています。

自信を失いかけている人は「自分のどこかに、なにか大きな可能性があるに違いない」と信じてみてください。

それが遺伝子をいい方向に働かせる大いなるコツです。

人は「どうせ自分にはできない」とか「絶対に無理だ」と始めから考えてしまいがちです。

起きてしまった不幸な出来事も、それをどうとらえるかによって遺伝子に与える影響は違ってきます。

今、乾癬で苦しんでいる方は、先が見えない不安や絶望を感じていることが少なくないでしょう。

遺伝子には「遺伝子自身」と「環境」と「心の働き」という3つの要素があります。「もうだめだ」と思ってしまってはただ悪い方向に行ってしまうだけです。

苦難から見事に立ち直った人のエピソードに触れてみたり、いろいろな人の話を聞いて感動することは自分の心を奮い立たせて遺伝子をいい方向に導いてくれるはずです。

今の苦しみを「自分のどこかに大きな可能性がある」と信じて乗り越えていってほしいと思います。

監修者の言葉

昨年は東日本大震災に見舞われ、それにともなって発生した津波、余震などでたくさんの命が失われた悲しい出来事がありました。

被災地では、多くの医療施設、介護施設が損壊し、同じ医療従事者として、心痛む大きな災害でありました。

「生きる」ということを、これほどまでに考えた年は、戦後なかったのではないでしょうか。

健康というものは、体の健康だけでなく、心の健康もあり、「病は気から」、「気の持ちよう」といった言葉があるように、心と体は密接な関係があります。

幸せに生きるためには、健康であることが必要です。

私は長年、食べ物によって健康を作ることの研究を続けてまいりましたが、最近は健康ブームであり、食事や栄養に関心が高まっています。

今回の福井先生の著書にも、「食と健康」について、とてもわかりやすく書かれております。

本書を読まれた多くの方が、健康を取り戻されますよう、心より願っております。

平成24年7月

大連市中医医院名誉教授
温知堂木下クリニック院長
医学博士　木下　勤

（参考文献）

「21世紀体にいい『水』全情報」久保田昌治監修（コスモトゥーワン）
「そうだ！　絶対うまくいく！」村上和雄（海竜社）
「病気は自分で見つけ、自分で治す！」石原結實（ベストセラーズ）
「『体を温めて病気を治す』食・生活」石原結實（講談社）
「病気が逃げ出す生き方」安保徹・石原結實（講談社）
「病気にならない免疫生活のすすめ」安保徹（中経文庫）
「疲れない体をつくる免疫力」安保徹（三笠書房）
「活性酸素を減らせば肌がこんなに若返る」佐藤拓（土屋書店）

本書は、２０１２年小社より刊行された『ガンコな乾癬とサヨナラする本』を、新装版として改題したものです。

新装版 ガンコな乾癬の本

2012年9月21日 第1刷発行
2021年3月4日 新装版 第1刷発行

監修――木下 勤

著者――福井芳周

発行人――山崎 優

発行所――コスモ21
〒171-0021 東京都豊島区西池袋2-39-6-8F
☎03(3988)3911
FAX03(3988)7062
URL http://www.cos21.com/

印刷・製本――中央精版印刷株式会社

定価はカバーに表示してあります。

ISBN978-4-87795-397-3 C0030